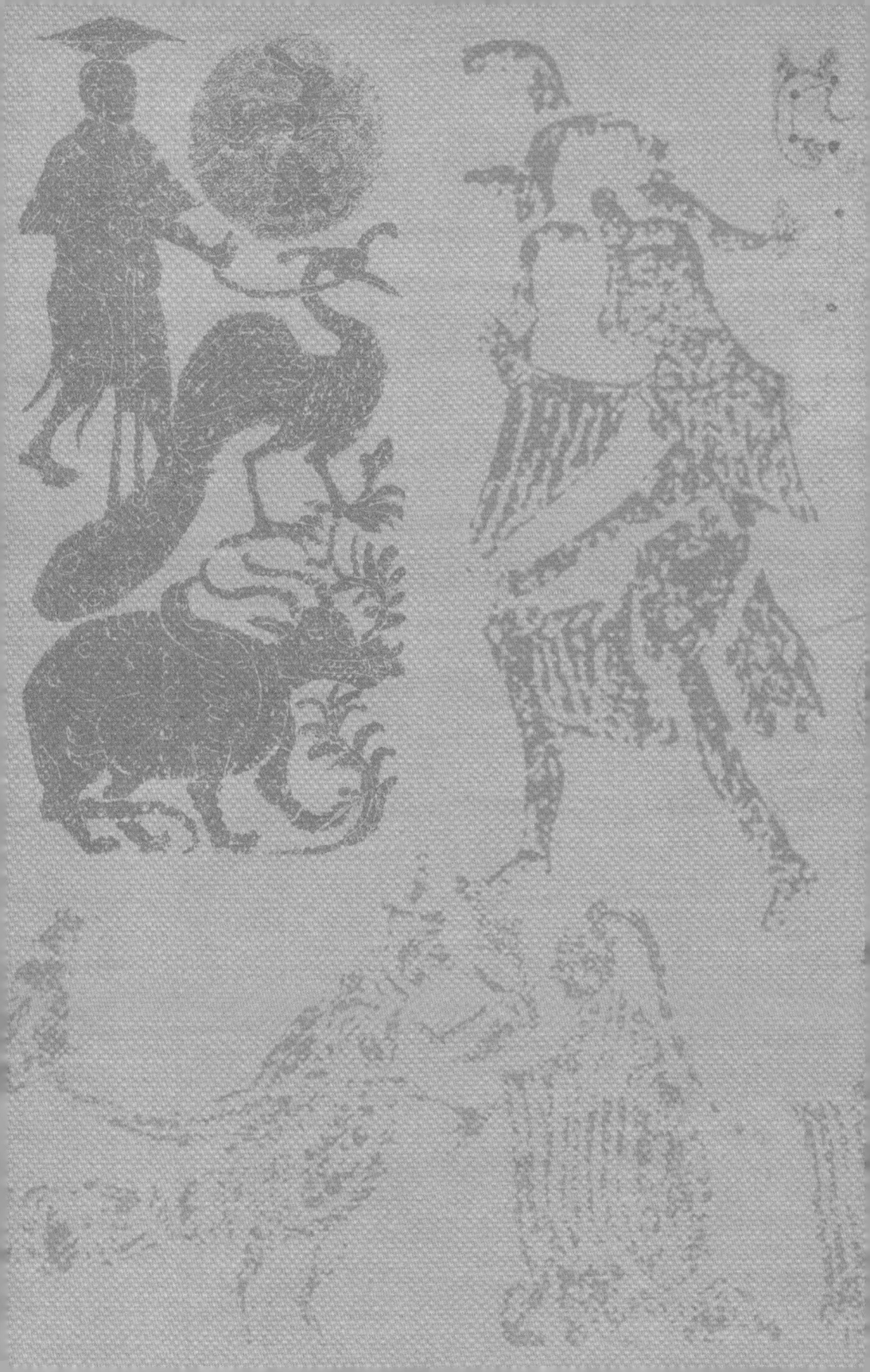

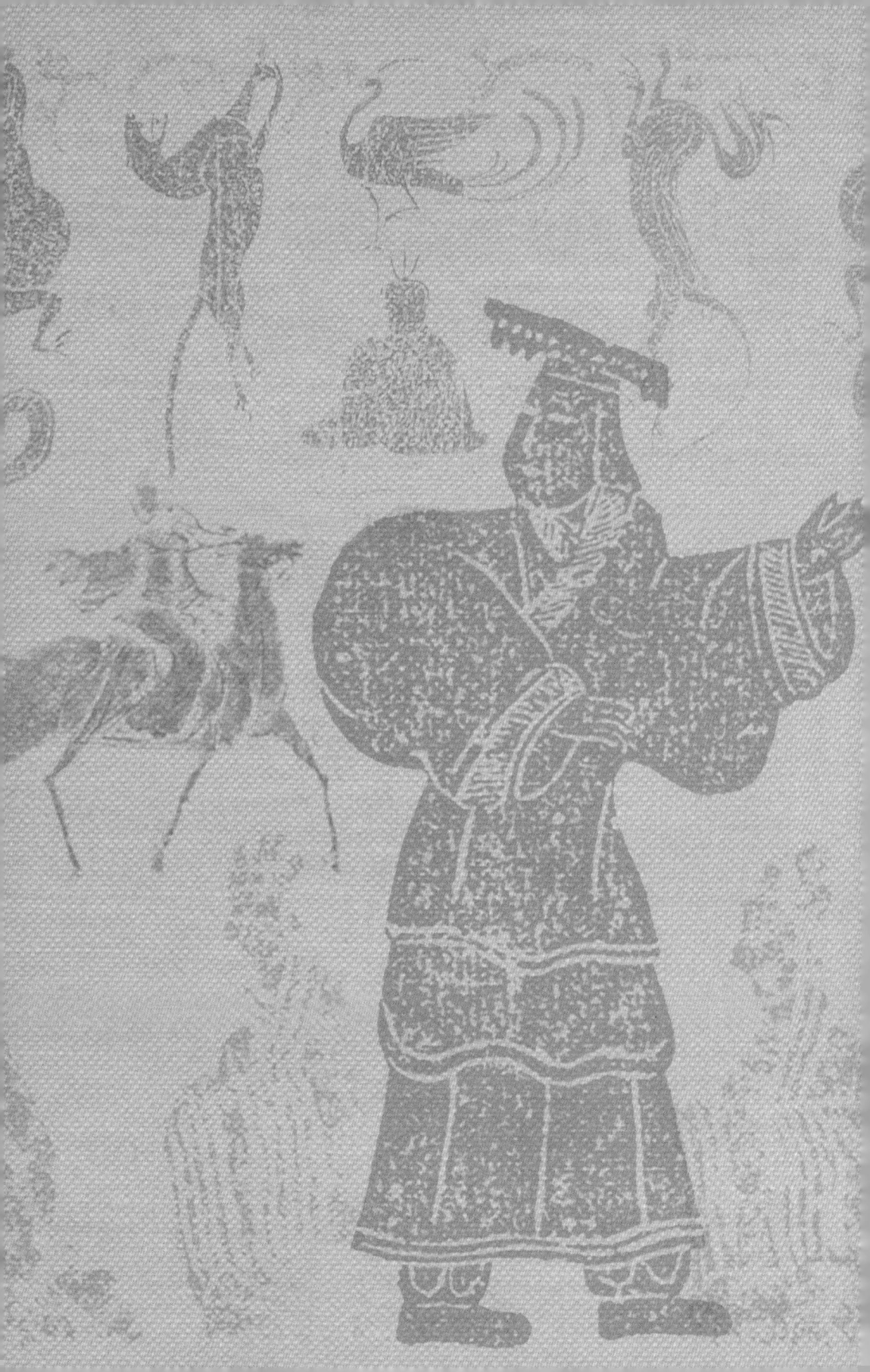

中国古医籍整理丛书

眼科正宗原机启微

清·施世德　撰

王兴伊　刘庆宇　校注

中国中医药出版社

·北　京·

图书在版编目（CIP）数据

眼科正宗原机启微／（清）施世德撰；王兴伊，刘庆宇
校注. —北京：中国中医药出版社，2015. 12（2025. 4 重印）
（中国古医籍整理丛书）
ISBN 978 - 7 - 5132 - 2424 - 6

Ⅰ.①眼… Ⅱ.①施…②王…③刘… Ⅲ.①中医五官科学 -
眼科学 - 中国 - 清代 Ⅳ.①R276. 7

中国版本图书馆 CIP 数据核字（2015）第 039424 号

中 国 中 医 药 出 版 社 出 版
北京经济技术开发区科创十三街 31 号院二区 8 号楼
邮政编码 100176
传真 010 64405721
北京盛通印刷股份有限公司印刷
各地新华书店经销
*
开本 710 × 1000 1/16 印张 7. 75 字数 49 千字
2015 年 12 月第 1 版 2025 年 4 月第 3 次印刷
书 号 ISBN 978 - 7 - 5132 - 2424 - 6
*
定价 25. 00 元
网址 www. cptcm. com

如有印装质量问题请与本社出版部调换
版权专有 侵权必究
服务热线 010 64405510
购书热线 010 64065415 010 64065413
微信服务号 zgzyycbs
书店网址 csln. net/qksd/
官方微博 http：//e. weibo. com/cptcm
淘宝天猫网址 http：//zgzyycbs. tmall. com

国家中医药管理局
中医药古籍保护与利用能力建设项目
组织工作委员会

主 任 委 员 王国强

副 主 任 委 员 王志勇　李大宁

执 行 主 任 委 员 曹洪欣　苏钢强　王国辰　欧阳兵

执行副主任委员 李　昱　武　东　李秀明　张成博

委　　　员

各省市项目组分管领导和主要专家

（山东省）武继彪　欧阳兵　张成博　贾青顺

（江苏省）吴勉华　周仲瑛　段金廒　胡　烈

（上海市）张怀琼　季　光　严世芸　段逸山

（福建省）阮诗玮　陈立典　李灿东　纪立金

（浙江省）徐伟伟　范永升　柴可群　盛增秀

（陕西省）黄立勋　呼　燕　魏少阳　苏荣彪

（河南省）夏祖昌　刘文第　韩新峰　许敬生

（辽宁省）杨关林　康廷国　石　岩　李德新

（四川省）杨殿兴　梁繁荣　余曙光　张　毅

各项目组负责人

王振国（山东省）　　王旭东（江苏省）　　张如青（上海市）

李灿东（福建省）　　陈勇毅（浙江省）　　焦振廉（陕西省）

蔡永敏（河南省）　　鞠宝兆（辽宁省）　　和中浚（四川省）

前　言

　　中医药古籍是传承中华优秀文化的重要载体，也是中医学传承数千年的知识宝库，凝聚着中华民族特有的精神价值、思维方法、生命理论和医疗经验，不仅对于传承中医学术具有重要的历史价值，更是现代中医药科技创新和学术进步的源头和根基。保护和利用好中医药古籍，是弘扬中国优秀传统文化、传承中医学术的必由之路，事关中医药事业发展全局。

　　1949 年以来，在政府的大力支持和推动下，开展了系统的中医药古籍整理研究。1958 年，国务院科学规划委员会古籍整理出版规划小组在北京成立，负责指导全国的古籍整理出版工作。1982 年，国务院古籍整理出版规划小组召开全国古籍整理出版规划会议，制定了《古籍整理出版规划（1982—1990）》，卫生部先后下达了两批 200 余种中医古籍整理任务，掀起了中医古籍整理研究的新高潮，对中医文化与学术的弘扬、传承和发展，发挥了极其重要的作用，产生了不可估量的深远影响。

　　2007 年《国务院办公厅关于进一步加强古籍保护工作的意见》明确提出进一步加强古籍整理、出版和研究利用，以及

"保护为主、抢救第一、合理利用、加强管理"的方针。2009年《国务院关于扶持和促进中医药事业发展的若干意见》指出，要"开展中医药古籍普查登记，建立综合信息数据库和珍贵古籍名录，加强整理、出版、研究和利用"。《中医药创新发展规划纲要（2006—2020）》强调继承与创新并重，推动中医药传承与创新发展。

2003～2010年，国家财政多次立项支持中国中医科学院开展针对性中医药古籍抢救保护工作，在中国中医科学院图书馆设立全国唯一的行业古籍保护中心，影印抢救濒危珍本、孤本中医古籍1640余种；整理发布《中国中医古籍总目》；遴选351种孤本收入《中医古籍孤本大全》影印出版；开展了海外中医古籍目录调研和孤本回归工作，收集了11个国家和2个地区137个图书馆的240余种书目，基本摸清流失海外的中医古籍现状，确定国内失传的中医药古籍共有220种，复制出版海外所藏中医药古籍133种。2010年，国家财政部、国家中医药管理局设立"中医药古籍保护与利用能力建设项目"，资助整理400余种中医药古籍，并着眼于加强中医药古籍保护和研究机构建设，培养中医古籍整理研究的后备人才，全面提高中医药古籍保护与利用能力。

在此，国家中医药管理局成立了中医药古籍保护和利用专家组和项目办公室，专家组负责项目指导、咨询、质量把关，项目办公室负责实施过程的统筹协调。专家组成员对古籍整理研究具有丰富的经验，有的专家从事古籍整理研究长达70余年，深知中医药古籍整理研究的重要性、艰巨性与复杂性，履行职责认真务实。专家组从书目确定、版本选择、点校、注释等各方面，为项目实施提供了强有力的专业指导。老一辈专家的学术水平和智慧，是项目成功的重要保证。项目承担单位山东中医药大学、南京中医药大学、上海中医药大学、福建中医药大学、浙江省中医药研究院、陕西省中医药研究院、河南省中医药研究院、辽宁中医药大学、成都中医药大学及所在省市中医药管理部门精心组织，充分发挥区域间互补协作的优势，并得到承担项目出版工作的中国中医药出版社大力配合，全面推进中医药古籍保护与利用网络体系的构建和人才队伍建设，使一批有志于中医学术传承与古籍整理工作的人才凝聚在一起，研究队伍日益壮大，研究水平不断提高。

本着"抢救、保护、发掘、利用"的理念，该项目重点选择近60年未曾出版的重要古医籍，综合考虑所选古籍的保护价值、学术价值和实用价值。400余种中医药古籍涵盖了医经、基础理论、诊法、伤寒金匮、温病、本草、方书、内科、外科、女科、儿科、伤科、眼科、咽喉口齿、针灸推拿、养生、医案医话医论、医史、临证综合等门类，跨越唐、宋、金元、明以迄清末。全部古籍均按照项目办公室组织完成的行业标准《中医古籍整理规范》及《中医药古籍整理细则》进行整理校注，绝大多数中医药古籍是第一次校注出版，一批孤本、稿本、抄本更是首次整理面世。对一些重要学术问题的研究成果，则集中收录于各书的"校注说明"或"校注后记"中。

"既出书又出人"是本项目追求的目标。近年来，中医药古籍整理工作形势严峻，老一辈逐渐退出，新一代普遍存在整理研究古籍的经验不足、专业思想不坚定等问题，使中医古籍整理面临人才流失严重、青黄不接的局面。通过本项目实施，搭建平台，完善机制，培养队伍，提升能力，经过近5年的建设，锻炼了一批优秀人才，老中青三代齐聚一堂，有效地稳定了研究队伍，为中医药古籍整理工作的开展和中医文化与学术的传承提供必备的知识和人才储备。

本项目的实施与《中国古医籍整理丛书》的出版，对于加强中医药古籍文献研究队伍建设、建立古籍研究平台，提高古籍整理水平均具有积极的推动作用，对弘扬我国优秀传统文化，推进中医药继承创新，进一步发挥中医药服务民众的养生保健与防病治病作用将产生深远影响。

第九届、第十届全国人大常委会副委员长许嘉璐先生，国家卫生计生委副主任、国家中医药管理局局长、中华中医药学会会长王国强先生，我国著名医史文献专家、中国中医科学院马继兴先生在百忙之中为丛书作序，我们深表敬意和感谢。

由于参与校注整理工作的人员较多，水平不一，诸多方面尚未臻完善，希望专家、读者不吝赐教。

国家中医药管理局中医药古籍保护与利用能力建设项目办公室

二〇一四年十二月

许 序

"中医"之名立，迄今不逾百年，所以冠以"中"字者，以别于"洋"与"西"也。慎思之，明辨之，斯名之出，无奈耳，或亦时人不甘泯没而特标其犹在之举也。

前此，祖传医术（今世方称为"学"）绵延数千载，救民无数；华夏屡遭时疫，皆仰之以度困厄。中华民族之未如印第安遭染殖民者所携疾病而族灭者，中医之功也。

医兴则国兴，国强则医强。百年运衰，岂但国土肢解，五千年文明亦不得全，非遭泯灭，即蒙冤扭曲。西方医学以其捷便速效，始则为传教之利器，继则以"科学"之冕畅行于中华。中医虽为内外所夹击，斥之为蒙昧，为伪医，然四亿同胞衣食不保，得获西医之益者甚寡，中医犹为人民之所赖。虽然，中国医学日益陵替，乃不可免，势使之然也。呜呼！覆巢之下安有完卵？

嗣后，国家新生，中医旋即得以重振，与西医并举，探寻结合之路。今也，中华诸多文化，自民俗、礼仪、工艺、戏曲、历史、文学，以至伦理、信仰，皆渐复起，中国医学之兴乃属必然。

迄今中医犹为国家医疗系统之辅，城市尤甚。何哉？盖一则西医赖声、光、电技术而于20世纪发展极速，中医则难见其进。二则国人惊羡西医之"立竿见影"，遂以为其事事胜于中医。然西医已自觉将入绝境：其若干医法正负效应相若，甚或负远逾于正；研究医理者，渐知人乃一整体，心、身非如中世纪所认定为二对立物，且人体亦非宇宙之中心，仅为其一小单位，与宇宙万象万物息息相关。认识至此，其已向中国医学之理念"靠拢"矣，虽彼未必知中国医学何如也。唯其不知中国医理何如，纯由其实践而有所悟，益以证中国之认识人体不为伪，亦不为玄虚。然国人知此趋向者，几人？

国医欲再现宋明清高峰，成国中主流医学，则一须继承，一须创新。继承则必深研原典，激清汰浊，复吸纳西医及我藏、蒙、维、回、苗、彝诸民族医术之精华；创新之道，在于今之科技，既用其器，亦参照其道，反思己之医理，审问之，笃行之，深化之，普及之，于普及中认知人体及环境古今之异，以建成当代国医理论。欲达于斯境，或需百年欤？予恐西医既已醒悟，若加力吸收中医精粹，促中医西医深度结合，形成21世纪之新医学，届时"制高点"将在何方？国人于此转折之机，能不忧虑而奋力乎？

予所谓深研之原典，非指一二习见之书、千古权威之作；就医界整体言之，所传所承自应为医籍之全部。盖后世名医所著，乃其秉诸前人所述，总结终生行医用药经验所得，自当已成今世、后世之要籍。

盛世修典，信然。盖典籍得修，方可言传言承。虽前此50余载已启医籍整理、出版之役，惜旋即中辍。阅20载再兴整理、出版之潮，世所罕见之要籍千余部陆续问世，洋洋大观。

今复有"中医药古籍保护与利用能力建设"之工程，集九省市专家，历经五载，董理出版自唐迄清医籍，都400余种，凡中医之基础医理、伤寒、温病及各科诊治、医案医话、推拿本草，俱涵盖之。

噫！璐既知此，能不胜其悦乎？汇集刻印医籍，自古有之，然孰与今世之盛且精也！自今而后，中国医家及患者，得览斯典，当于前人益敬而畏之矣。中华民族之屡经灾难而益蕃，乃至未来之永续，端赖之也，自今以往岂可不后出转精乎？典籍既蜂出矣，余则有望于来者。

谨序。

第九届、十届全国人大常委会副委员长

许嘉璐

二〇一四年冬

王 序

　　中医学是中华民族在长期生产生活实践中，在与疾病作斗争中逐步形成并不断丰富发展的医学科学，是中国古代科学的瑰宝，为中华民族的繁衍昌盛作出了巨大贡献，对世界文明进步产生了积极影响。时至今日，中医学作为我国医学的特色和重要医药卫生资源，与西医学相互补充、相互促进、协调发展，共同担负着维护和促进人民健康的任务，已成为我国医药卫生事业的重要特征和显著优势。

　　中医药古籍在存世的中华古籍中占有相当重要的比重，不仅是中医学术传承数千年最为重要的知识载体，也是中医为中华民族繁衍昌盛发挥重要作用的历史见证。中医药典籍不仅承载着中医的学术经验，而且蕴含着中华民族优秀的思想文化，凝聚着中华民族的聪明智慧，是祖先留给我们的宝贵物质财富和精神财富。加强对中医药古籍的保护与利用，既是中医学发展的需要，也是传承中华文化的迫切要求，更是历史赋予我们的责任。

　　2010 年，国家中医药管理局启动了中医药古籍保护与利用能力建设项目。这既是传承中医药的重要工程，也是弘扬优秀民族文化的重要举措，不仅能够全面推进中医药的有效继承和创新发展，为维护人民健康做出贡献，也能够彰显中华民族的璀璨文化，为实现中华民族伟大复兴的中国梦作出贡献。

相信这项工作一定能造福当今，嘉惠后世，福泽绵长。

国家卫生与计划生育委员会副主任

国家中医药管理局局长

中华中医药学会会长

王国强

二〇一四年十二月

马 序

　　新中国成立以来，党和国家高度重视中医药事业发展，重视古籍的保护、整理和研究工作。自 1958 年始，国务院先后成立了三届古籍整理出版规划小组，分别由齐燕铭、李一氓、匡亚明担任组长，主持制订了《整理和出版古籍十年规划（1962—1972）》《古籍整理出版规划（1982—1990）》《中国古籍整理出版十年规划和"八五"计划（1991—2000）》等，而第三次规划中医药古籍整理即纳入其中。1982 年 9 月，卫生部下发《1982—1990 年中医古籍整理出版规划》，1983 年 1 月，保证了中医古籍整理出版办公室正式成立，中医古籍整理出版规划的实施。2002 年 2 月，《国家古籍整理出版"十五"（2001—2005）重点规划》经新闻出版署和全国古籍整理出版规划领导小组批准，颁布实施。其后，又陆续制定了国家古籍整理出版"十一五"和"十二五"重点规划。国家财政多次立项支持中国中医科学院开展针对性中医药古籍抢救保护工作，文化部在中国中医科学院图书馆专门设立全国唯一的行业古籍保护中心，国家先后投入中医药古籍保护专项经费超过 3000 万元，影印抢救濒危珍、善、孤本中医古籍 1640 余种，开展了海外中医古籍目录调研和孤本回归工作。2010 年，国家财政部、国家中医药管理局安排国家公共卫生专项资金，设立了"中医药古籍保护与利用能力建设项目"，这是继 1982～1986 年第一批、第二批重要中医药古籍整理之后的又一次大规模古籍整理工程，重点整理新中国成立后未曾出版的重要古籍，目标是形成并普及规范的通行本、传世本。

为保证项目的顺利实施，项目组特别成立了专家组，承担咨询和技术指导，以及古籍出版之前的审定工作。专家组中的许多成员虽逾古稀之年，但老骥伏枥，孜孜不倦，不仅对项目进行宏观指导和质量把关，更重要的是通过古籍整理，以老带新，言传身教，培养一批中医药古籍整理研究的后备人才，促进了中医药古籍保护和研究机构建设，全面提升了我国中医药古籍保护与利用能力。

作为项目组顾问之一，我深感中医药古籍保护、抢救与整理工作的重要性和紧迫性，也深知传承中医药古籍整理经验任重而道远。令人欣慰的是，在项目实施过程中，我看到了老中青三代的紧密衔接，看到了大家的坚持和努力，看到了年轻一代的成长。相信中医药古籍整理工作的将来会越来越好，中医药学的发展会越来越好。

欣喜之余，以是为序。

中国中医科学院研究员

马继兴

二〇一四年十二月

校注说明

　　《眼科正宗原机启微》的撰者为清代雍正、乾隆年间的御医施世德，担任过《医宗金鉴》的纂修官。其祖籍崇明（今属上海），约生于康熙四十年（1701）左右，卒年不详，三十岁左右即作为雍正时太医院的医士及吏目，擅长眼科。其子施广与其弟施世琦对该书的编撰作出过贡献。

　　本书是对元末明初医家倪维德《原机启微》加以整理、发挥而编撰的一部眼科专著。倪维德，字仲贤，因晚年建别墅于敕山，逍遥物外，自号敕山老人，吴人（今江苏吴县），元代的儒士，生于元代大德七年（1303），卒于明代洪武十年（1377）。据王庭序，倪氏早年以才博闻，曾读《内经》时感慨道："穷而在下，可以济人利物者，其惟医乎。"遂多方探究古今方书，数年便擅长医术，所治咸效。并谓其著有方书并行于世，不特专眼科。《明史》谓"维德幼嗜学，已乃业医，以《内经》为宗"，"乃求金人刘完素、张从正、李杲三家书读之，出而治疾，无不立效"。宋濂在墓志铭中评价他的医术"其积力久，出而用药往往如神，奇证异疾，一经诊视，有如辨黑白无少爽者"。除《原机启微》外，倪维德未留下其他著述。《原机启微》的眼科理论广博精深，临床治疗丰富多彩，眼科手术切实可行，处方用药配伍得宜，遣词用语通俗易懂。该书系倪氏晚年所著，成书于明洪武三年（1370），原刊本久已失传。明代薛己根据嘉靖壬辰年南京礼部祠祭司主事王庭所藏抄本，经校正并增补附篇，收入其《薛氏医案》中。清代施世德认为《原机启微》一书对眼科贡献较著，然感慨其流传不广，影响不大。考虑《薛氏医案》"卷帙多，寒士或难购置"，于是便从《薛氏医案》中编辑整理出《原机启微》单行本，而薛本还附录《眼科杂方》一卷，因非倪维德所著，故而未录。又念初学之人须有发明，故于上卷眼科十八病后均加按语，以彰显其所蕴藏的深意。并令儿子施广编纂病因、证治、方药歌括一百首附于其后，便于记忆，还让其弟施世琦句读以理顺全文。同时改书名为《眼科正宗原机启微》，于乾隆二十二年（1757）出版了施氏明德堂刊本。

本次整理，以上海中医药大学图书馆馆藏清代乾隆二十二年施氏明德堂刻本为底本，简称"施本"。而《眼科正宗原机启微》并无其他刊本、抄本，但因其为整理、发挥、编辑《原机启微》而成，故选《原机启微》刻本作为参校本。《原机启微》刻本目前有三种：①《原机启微》二卷，附录一卷，元·倪维德撰，明·薛己校补，明嘉靖二十一年壬寅（1542）刻本，简称"嘉靖本"，首都图书馆馆藏；②《薛氏医案》十六种，明·薛己等撰，《原机启微》三卷，元·倪维德撰，明崇祯元年戊辰（1628）三径草堂朱明刻本，简称"十六种本"，上海中医药大学图书馆馆藏；③《原机启微》二卷，清代东溪堂刻本，简称"东溪本"，上海图书馆馆藏。因此本次整理以施本为底本，以嘉靖本、十六种本、东溪本为参校本进行校勘。

校注说明：

1. 采用现代标点方法，对本书进行重新句读。

2. 凡书中的繁体字，均改为规范简化字。

3. 凡底本因写刻致误的明显错别字，予以径改，不出校。

4. 凡书中出现的异体字、古今字，均径改不出校。凡书中出现的通假字一律保留，并出校记说明。

5. 凡底本中模糊不清、难以辨认的文字，以虚阙号"□"按字数补入，并在校记中说明"某书作某"。

6. 校勘原则：底本与参校本出现的异文，底本是，参校本非者，均不出注；底本非，参校本是者，出注；底本无，参校本有者，出注；底本非，参校本亦非者，出注。另外，是与非难以判定时亦出注。

7. 原书"《眼科正宗原机启微》卷上目录""《眼科正宗原机启微》卷下目录"分列两卷正文之前，现合并同时提到正文之前，并在目录中增加歌括。

8. 对个别冷僻字词加以注音和解释。

9. 原书"《眼科正宗原机启微》卷上""《眼科正宗原机启微》卷下"下均有"兰石施世德述堂辑""男广校阅"，今一并删去。

10. 原书"《眼科正宗原机启微》歌括"下有"兰石施广博望编次"，今删去。

11. 原书"《眼科正宗原机启微》歌括"原在篇首，今调整至篇尾和跋前。

序

医学古无眼科书，明初有敕山老人倪仲贤①先生者，并著十八病论、四十六方，列上下卷，命名《原机启微》以垂世。繇②是，眼科书始备于医学。其书博而约，简而文，成一家言。其言率先主议论，由议论而出病因，由因以溯病，由病而列证，由证而征脏腑经络以立治。其治攻散补泻，点洗吹敷，丸散汤膏，刀针割刺，大概咸备。其论条既有浅深次第、对待奇偶，其方制复具逆攻顺从、反异正宜。其文奕奕有生气，使人骤一遇之纸上行间，若荷③耳提面命④然者。盖自仲景《伤寒论》以来杰出之书也。敕山著书意以为古人才大学博，于医无不通，于病无不治，顾⑤可无庸另树眼科之学。末俗风尚躐等⑥而少恒，故习医者日众，而知医者益寡。夫人五官之用，目为最，目有病而无通医，殆从事于偏方曲治以幸目之全，盖险矣。于焉反复《内》《难》，踌躇经络，荟萃药味，权衡内外因，弗恤劳神殚精，镂肝钶肾⑦，不知凡几寒暑，而后《原机启微》出。

---

① 倪仲贤：即元末明初著名医家倪维德，字仲贤，号敕山老人，著眼科名著《原机启微》。敕山，即今苏州吴中区木渎镇天平村北天平寺北侧赤山。

② 繇（yóu 由）：通"由"。

③ 荷：承蒙。

④ 耳提面命：出自《诗·大雅·抑》："匪面命之，言提其耳。"孔颖达疏："非但对面命语之，我又亲提撕其耳，庶其志而不忘。"此谓教诲殷切，要求严格。

⑤ 顾：据上下文意，当为"故"，音近而误。下同。

⑥ 躐（liè 列）等：逾越等级。

⑦ 镂肝钶（shù 术）肾：比喻苦心钻研。镂，刻；钶，刺。

士大夫获此书，宜如处暗得炬，阻川逢楫，寒受衣而饥值食，庶乎无负敕山。乃敕山殁，书亦竟不行。呜呼！岂曲高和寡，愚者得之，庋①之高阁？抑鬼神靳啬②，黠者③得之，又秘诸④箧笥⑤耶？予盖重有慨于王、薛两君之语也。王主事⑥曰：此书传绝且百余年。薛院判⑦亦云：予求此书久，今幸见之先生所。是则敕山恻怛⑧惠世之文直未亡于一线耳。世德⑨资财驽钝，见闻寡浅，曩识此书《薛氏医案》中，迄今三十余年。跂仰⑩之不足，读之弗厌。《薛案》卷帙多，寒士或难购置，顾尝录出全本，意期镂版独行⑪。计百篇之值，家家可有，俾阅人多而利济溥⑫，敕山之志以酬。乃因俗务纷挐⑬，力有未遑举也。顷者，内府郎中关四格先生病目，延予治之已，询及眼科书籍，予以《原机启微》告，并述欲新其版之鄙怀。先生欣然引为己任，且促役焉。予惟古人不朽之业，其续绝之机往往系于一乐善之君子。不泯敕山苦心，薛立斋后关四格先生也。世德又念

---

① 庋（guǐ鬼）：收藏。

② 靳啬：吝啬。

③ 黠（xiá侠）者：狡猾的人。

④ 诸：兼词，之于。

⑤ 箧笥（qiè sì切四）：书箱。

⑥ 王主事：即明代嘉靖年间南京礼部祠祭司主事王庭，为薛己刊印《原机启微》提供了家藏抄本。

⑦ 薛院判：即明代著名医家薛己，字新甫，号立斋，承继医业，历任御医和太医院院判。据王庭家藏抄本而整理刊印《原机启微》，收入其与父亲薛铠所撰集校注的《薛氏医案》中。

⑧ 恻怛（cè dá侧达）：忧伤。

⑨ 世德：即本书编撰者施世德，字述堂。

⑩ 跂（qǐ起）仰：钦仰。

⑪ 镂版独行：刻版成单册刊印。

⑫ 溥（pǔ普）：广大。

⑬ 挐（rú如）：杂乱。

有裨初学须有发明，故于论条之末各为之按，所以泄其蕴蓄，彰其幽闷①。复命儿子广编纂病因、证治、方药歌括共一百首殿书后，欲令初学易于上口，字句之粗，粘韵②之失，勿计也。薛本更有《眼科杂方》一卷，以非救山书不录。其王庭一序，原志③立斋得书之所自，然其称道救山与潜溪④所撰墓序合，今并入刻。俾百世之下，救山大略犹有可考也。谨按：此书本名《原机启微》，今冠之以《眼科正宗》者，盖以此书宗《内》《难》，后学宗此书，要皆弗失于正，且以别夫偏方、曲治之邪讹，又以告夫天下后世之学眼科之学者，俎豆⑤救山弗替也。

乾隆二十二年丁丑六月之上澣⑥兰石后学施世德述堂氏
题于蓟东别业⑦之明德堂

---

① 幽闷（bì 必）：谓深闭。闷，关闭。

② 粘韵：合韵，押韵。

③ 志：同"誌"，记。

④ 潜溪：即宋濂，潜溪是其号。

⑤ 俎（zǔ 祖）豆：俎和豆，古代祭祀、宴飨时盛食物用的两种礼器，此引申指崇奉。

⑥ 上澣（hàn 汉）：指农历每月上旬的休息日，后泛指上旬。

⑦ 别业：即"别墅"，指主人往往已有一处住宅，而又另建的"别墅"，如唐代诗人王维的辋川别业。

王 序

《原机启微》一书，敕山老人所著也。敕山吴人，生胜国①时，卒于洪武初。少受书碧山汤公，得其疏通知远之旨。好积坟素②，多至五千卷，为重屋栖之。恣其探讨，以才博闻，或劝之仕，则曰富贵有命，不可强也。时元季③崩剥④，意不欲仕乱世，故谩应⑤云。晚置别墅于敕山，逍遥物外，自称敕山老人，人亦随称之。敕山尝读《黄帝内经》，慨然叹曰：穷而在下，可以济人利物者，其惟医乎。乃益发古今方书，研究而会通之，不数年尽能工其术。其治人，无问贵贱、男女、内外、大小，凡所治咸效。专以慈仁为意，未尝邀报谢。故施惠博而道益尊，浙河之西，其声铿然⑥震也。是书载治眼一科，书凡二卷，上卷论病疾之原，下卷论方剂之宜，以及君臣佐使、从逆反正之义。其说甚明，使人可按疾而治，治罔不奇效者。敕山之用心如此，可谓仁矣。他⑦所著方书，并行于世，不特专是科也。今之为医者，大抵守师说，如伤寒、内伤、带下、小儿，各专门自高，殊不能相通，此岂可与论玄命之奥哉？治眼绝无古传方，虽张仲景、李明之诸公论医之详庶几神妙，而于是犹略略也。后之学者无所师，故目疾为最难治。夫医者，意

---

① 胜国：被灭亡的国家，此指元代。
② 坟素：泛指古代典籍。
③ 元季：即元代末年。
④ 崩剥：纷乱。
⑤ 谩应：随便答应。谩，通"漫"。
⑥ 铿（hōng 轰）然：形容声大。铿，象声词。
⑦ 他：其他。

也，非其心明乎天人之际，察乎古今之变，卓然有所见焉，乌可以易言哉？是书析理精明，法制具备，文词尔雅，成一家言，殆有超乎方术之外者，虽达之为政可也。救山之学，其能以涯涘①窥乎？予旧藏写本，顾多讹谬，不敢轻以试人。南京太医院院判薛公新甫见之，曰：此书予求之久矣，今幸见之先生所，请梓②焉，以广其传。仍撰次己所见闻为一卷，附于后。薛公亦吴人，以医显，生平著述甚富，藏之尚方③，副④在家集，能行其学者也。此书之传绝且百余年，至新甫而复行，后之人日蒙利焉，新甫可谓同救山之用心矣。救山姓倪氏，名维德，其行事具宋太史墓铭，予但序是书之始末云。

嘉靖壬辰春南京礼部祠祭司主事长洲⑤王庭书

---

① 涯涘（sì 四）：边际。
② 梓（zǐ 子）：印书的雕版，因雕版以梓木为上，故称。此指制版印刷。
③ 尚方：古代制造帝王所用器物的官署，此指官署。
④ 副：书籍、文献等的复制本。
⑤ 长洲：即苏州。

自 序

医为儒者之一事，不知何代而两途之。父母至亲有疾者，而委之他人。俾他人之无亲者，乃操父母之生死，一误谬则终身不复。平日以仁推于人者，独不能以仁推于父母也，故于仁缺。朋友以义合，故赴其难，难虽水火兵革勿顾；故周其急，急虽金玉粟帛勿吝。或疾，则曰素不审，他者曰甲审，遂以甲也。渠①者继曰乙亦审，又更乙者。纷纭错扰，竟不能辩②。此徒能周赴于疮痍，而不能携援③于三一④也，故于义缺。己身以爱为主，饮食滋味必欲美也，衣冠玩好必欲佳也，嗣上续下不敢轻也，疾至不识，任之妇人女子也，任之宗戚朋友也，任之狂巫医卜也，至危犹不能辩药误病笃，故于智缺。夫五常之中，三者云缺而不备，故为儒者不可不兼夫医也。故曰：医为儒者之一事。伤寒内伤，妇女小儿，皆医通习也，又不知何代而各科⑤之。今世知某者曰专某科，复指某者曰兼某科，又指某者曰非某科。殊不知古有扁鹊者，世重老人则疗老人，世重妇人则疗妇人，重小儿则又疗小儿，岂分异而治也。予耄⑥矣，为儒者，则文章政事，致君泽民，不复妄拟也；为医者，则伤寒内伤，妇女小儿，颇为致力也。然论伤寒则有张仲景，论内伤

---

① 渠：他。
② 辩：通"辨"。下同。
③ 携援：帮助。
④ 三一：儒家的"仁""义""智"三者之一，即"义"。
⑤ 科：用如动词，分科。
⑥ 耄（mào 冒）：年老，八十余岁。

有李明之，论兼妇女小儿杂症者有刘守真、张子和。中间括之以歌诗，折之以注解者，又不可以概举也。诸书已具，予不复更加筌凿①也。惟叹其治眼一书独缺不全，虽杂见于诸书中，且不备不精，意以古人轻之而不为之著说耶？抑亦授者之不真而惟受之于浅薄耶？使为医者曰：热也，风也，上焦有邪也，不为据其所自。为病者曰：目也，细事也，于命无系也，不为重其所苦。致有不睹不见，永不其悟也。予故不自以所论为妄，竟裒集②为一书。因《阴符经》③曰"心生于物，死于物，机在目"，故目之曰《原机启微》。呜呼！志于同者，则备也；事于异者，则分也。古之同者，不能以其所同而同授于人，故列其所同而为受同者轨范。事异者，以才力不能同其同，竟分其所同而置之为异。以是同源分异，遂失其同。为儒为医，为伤寒内伤、妇女小儿者出矣。噫！同耶，异耶，反此则不同不异也。予为此书，非异于同也，特为补同者之缺耳。因为之序，以待识同者辩。

洪武三年龙集④庚戌上元⑤前二日敕山老人倪维德序

① 筌凿：据上下文意，疑为"穿凿"，意为附会。疑"穿"与"筌"音近而误。

② 裒（póu 抔）集：辑集。

③ 阴符经：即《黄帝阴符经》简称，系后人伪托黄帝之作，属道教讲修养、养生、房中之书。

④ 龙集：岁次。

⑤ 上元：节日名，农历正月十五日，也称元宵节。

故倪府君墓碣铭有序

吴郡有名世之医曰倪府君，讳维德，字仲贤。其先家于汴梁，曾大父①曰嗣，宋和州防御使，生秀文，值宋箓②既讫，乃挟医术游大江之南，遂择郡之吴县居焉。秀文生鼎亨，能绍家学，有闻于时，则府君之父也。府君嗜学不厌，受《尚书》于碧山汤公，焚膏继晷③，探赜④精微，发于词章，皆烨烨⑤有文气。汤公器其才，劝之仕。府君曰：爵禄乃资之以泽物者，然有命焉，不可幸致。曷若⑥绍承医学以济吾事也？于是取《黄帝内经》，日研其奥旨，见其疏陈治法，推究本原，欣然曰：医之道，尽在是矣。间有疑难，质于父师之前，心绪益开明。颇病大观以来，粗工多遵用裴宗元《和剂局方》，故方新病，多不相值。泰定中得金季刘元素、张从正、李杲三家之书读之，知其与《内经》合，自以所见不谬。其积力久，出而用药往往如神，奇证异疾一经诊视，有如辩黑白无少爽⑦者。周万户子八岁，患昏愦，数日而醒，不识有饥饱寒暑，欲语则不能出声，时以土炭自塞其口。府君切其脉，曰：此慢脾风症也。脾藏智，脾慢则智不定，其不知人事也，宜投以某剂而瘳。顾显卿妻，

---

① 曾大父：即曾祖父。

② 宋箓：指宋朝。箓，古称上天赐予帝王的符命文书。

③ 焚膏继晷：出自唐·韩愈《进学解》："焚膏油以继晷，恒兀兀以穷年。"形容夜以继日地勤奋学习、工作等。

④ 探赜（zé 责）：探索奥秘。

⑤ 烨烨（yè 夜）：灿烂。

⑥ 曷若：何如。用反问的语气表示不如。

⑦ 爽：差失。

右耳下生瘿，大与首同，其痛不可忍，更数十医弗效。府君诊已，告于众曰：此手足少阳经受病故也，甚易治耳。治某药令啖之，逾月而愈。刘子正内子①病气厥，或哭或笑，人以为鬼所附。府君察其故，且脉之，谓刘曰：左右手脉俱沉，胃脘中必有所积，有所积必痛。问之果然。以生熟水导之，吐痰涎数升，病遂除。盛梁妻，左右肩病痒，蔓延至两臂，上及额而不可禁。或于病处灼艾，势暂止，已而如初。府君曰：右脉沉，左脉浮且盛，此滋味伤厚之所致也。投以某药，疾旋已。林仲因劳发热，热随日出入为进退，饮食渐减。府君切之曰：此得之内伤，故阳气不升，阴火渐炽，温则进，凉则退，是其征也。投以治内伤之剂，其疾如失。府君治难治之疾多类此，文繁弗载。府君每有言曰：刘张二氏治多攻，李氏唯在调补中气，盖随世推移，不得不尔也。于是府君之治疾，既察天时地理，又参之以人事，所以十不失一。然操心仁厚，但来谒者即赴之，不知有富贵。一旦有窭人②抱疾求治，府君既投药，兼畁③以烹药之器。客怪而问，曰：药可宿备，瓦缶亦素具乎？府君指室北隅示之，其积者盖百数云。府君病眼科杂出方论竟无全书，著《原机启微》若干卷，又校定李杲《试效方》若干卷，锓梓④传世，君子多⑤之。性尤嗜文籍，预置金于书肆，有新刻者辄购入之，积至五千余卷，构重屋以藏。晚年建别墅于敕山之下，每乘扁舟，具酒肴，与二三宾客放浪于水光山色之间，翛

---

① 内子：妻子。

② 窭（jù巨）人：穷苦人。

③ 畁（bì必）：给予。

④ 锓梓（qǐn zǐ寝子）：刻印出版。锓，雕刻。

⑤ 多：赞许。

然①高举，如在世外，因自号曰敕山老人。寿七十五，卒于洪武十年六月二十日。其年七月二十一日，葬于县之至德乡上沙村两重山之下。娶章氏，先府君卒，至是同穴。生一子曰衡，通儒书，亦以医鸣于时。三女曰净真、曰媛真、曰孝真，各适②士族。三孙男曰谨、曰识、曰让，二孙女曰婉宁、曰婉柔，尚幼。予尝患《内经》之学晦而弗彰，无豪杰之士以洗涤之。浙河之东，有朱君彦修，以斯学为己任，而三家之说益明；浙河之西，则府君奋然而起，盖与彦修不约而同，使泥《局方》者逡巡③退缩，不敢鼓吻④相是非。而生民免夭阏⑤之患者，二公之功为多。彦修之殁，予已铭其墓。今府君之子亦复惓惓⑥为请，予安得固辞邪？因历序其行事而铭之。铭曰：

医者之学，《素问》为宗，犹儒治经，专门是攻。寒暑温凉，升降沉浮，或逆或顺，制治最深。随时立方，始与疾同，正气既摅⑦，邪殄⑧乃融。粗工蚩蚩⑨，守一不移，执中无权，罔契厥几。群昏方酣，苟不力扶，冥冥夜行，擿埴索途⑩。三家者兴，上窥本源，如揭日月，照耀天门。伊谁承之，作世范

---

① 翛（xiāo 肖）然：无拘无束貌。

② 适：出嫁。

③ 逡（qūn）巡：恭顺貌。逡，退行。

④ 鼓吻：掀动嘴唇，形容大发议论。

⑤ 夭阏（è 饿）：夭折。

⑥ 惓惓（quán 全）：恳切貌。

⑦ 摅（shū 书）：扩大散布。

⑧ 殄（tiǎn 腆）：灭绝。

⑨ 蚩蚩：无知貌。

⑩ 擿埴（zhāi zhí 摘直）索途：谓盲人以杖点地摸索道路，喻暗中求索。擿，古同"摘"；埴，土。

模，东则有朱，西则有倪。视彼沉疴，目牛无全，肯綮①既中，万疑皆捐。干运元化，陶冶枢机，人谓其功，与良相齐。敕山之阳，一苇可航，载翱载翔，与世若忘。明鉴之失，孰不嘘噫，视其故箧，幸有遗书。发而读之，相继绳绳，何以征之？墓门有铭。

洪武十年龙集丁巳九月望日翰林学士承旨②宋濂③撰

---

① 肯綮（qìng 庆）：筋肉结节处，比喻事物的关键。
② 翰林学士承旨：官名。唐代设立，位在诸学士之上。
③ 宋濂：字景濂，号潜溪，元末明初文学家，曾被明太祖朱元璋誉为"开国文臣之首"，学者称之为太史公。

目 录

卷　上

淫热反克之病

膏粱之变，滋味过也；气血俱盛，禀受厚也；亢阳上炎，阴不济也；邪入经络，内无御也。因生而化，因化而热，热为火，火性炎上。足厥阴肝为木，木生火，母妊子，子以淫胜，祸发反克，而肝开窍于目，故肝受克，而目亦受病也。其病眵多、眊矂①、紧涩、赤脉贯睛、脏腑秘结者为重。重者，芍药清肝散主之，通气利中丸主之。眵多、眊矂、紧涩、赤脉贯睛、脏腑不秘结者为轻。轻者，减大黄、芒硝，芍药清肝散主之，黄连天花粉丸主之。少②盛，服通气利中丸。目眶烂者，内服上药，外以黄连炉甘石散收其烂处，兼以点眼春雪膏、龙脑黄连膏、嗜③鼻碧云散攻其淫热，此治淫热反克之法也。非膏粱之变，非气血俱盛，非亢阳上炎，非邪入经络，毋用此也。用此则寒凉伤胃，生意④不上升，反为所害，病岂不治而已也。噫！审诸⑤。

世德按⑥：此明单热病因，致生种种之证，并明酌量重轻之治也。条中生化反克，特指木火二者而言。生者，肺金生肾

---

① 眊矂：症状名，指昏昧不适之候。
② 少：十六种本作"火"。
③ 嗜（xù序）：熏。
④ 生意：生机，生命力。
⑤ 诸：兼词，之乎。
⑥ 世德按：元代倪维德《原机启微》所列十八病，每病下均有施世德的按语发挥。

水，肾水生肝木，肝木生心火，心火生脾土，脾土生肺金是也；克者，肺金克肝木，肝木克脾土，脾土克肾水，肾水克心火，心火克肺金是也；化，指所生而言，如火生于木，火为木之所化出是也；反克者，反还克害，如《阴符经》火生于木，祸发必克之义。侈而不节之谓淫。热为火，而侈而不节，木反被其所焚，故淫热之弊，肝有受其燔灼也。肝开窍于目，乃肝燔灼于内，而目证之于外，眵多、眊矂、紧涩、赤脉皆证也。迹①其淫热之由，大率不逾乎四焉：有由饮食而致者，炮炙熏燎，滋味浓重，膏粱纨绔，甘之嗜之，积令助火生热，变起诸证者，一也。有由禀受先天较厚，加以后天气血俱盛，盛则卫阳有余，易生烦热，烦热不已，因之现证者，二也。有由手少阴心火不戢②，足少阴肾水不升，火上水下，是为未济。火以无附而阳热独炽，肝因奔命而精汁暴穷，遂形种种之证。但系无病平人，或困簿书鞅掌③，或多劳役无眠，适令心肾不交，因而病此。既以苦寒攻泻为主治，则虚劳不足者自非其例也，三也。有由厥阴精汁短少，不敷灌溉厥阴经络，以致阳热之邪乘虚逼入。于是肝之部伍，以木济焚而现诸证。盖太阳经为阳明等五经之包裹，而五经各开门户于太阳，以通卫气。六经各有真阴真阳以御六淫之侮，今厥阴精汁短少，是厥阴之真阴不足，以故阳热之邪自其门户入焉，四也。首尾属外因，中间属内因，总为一热。不兼风热等淫，故曰单也。木受燔灼而自出膏液，故眵多。真阳苦为热邪所制，故眊矂。眊矂者，目光注物，而热邪才越其间，不容分别清楚也。目得血而能视，热邪壅挤血中，

---

① 迹：追踪。

② 戢（jí急）：止息。

③ 鞅掌：纷扰烦忙。

血已失其宽裕之度，加以热邪燥血，所为病紧，而兼病涩也。热为火而色赤，赤脉者，热邪抟①血之应。赤脉贯睛，又热邪横据经络之征也。夫以热邪恣肆，不徒燔灼肝藏，又能燔灼阳明之府者。譬则阳明如釜，肝如釜底之薪，薪燃不已，则釜沸靡停，阳明津液日干，因成秘结之重证也。以肝之燔灼，乃病之源起，故宜清热散火以治本。胃之干枯乃病之株连，故宜润燥去实以治标。于是清肝散、利中丸可直任之无疑也。不秘结者，其热未深，只须专责肝脏，毋庸伐胃之无辜，所以去硝黄，并主花粉、黄连，即能当病矣。其散其膏或点或敷或嗜，是与汤剂及丸同功共济，未应偏废者也。

风热不制之病

风动物而生于热，譬以烈火，焰而必吹，此物类感召而不能违间者也。因热而召，是为外来，久热不散，感而自生，是为内发。内外为邪，惟病则一，淫热之祸，条已如前。益以风邪，害岂纤止，风加头痛，风加鼻塞，风加肿胀，风加涕泪，风加脑巅沉重，风加眉骨酸疼，有一于此，羌活胜风汤主之。风加痒，则以杏仁、龙胆草，泡散洗之。病者有此数证，或不服药，或误服药，翳必随之而生。翳如云雾，翳如丝缕，翳如秤星。翳如秤星者，或一点，或三四点，而至数十点。翳如螺盖者，为病久不去，治不如法，至极而致也，为服寒凉药过多，脾胃受伤，生意不能上升，渐而至也。然必要明经络，庶能应手。翳凡自内眦而出，为手太阳、足太阳受邪，治在小肠、膀

---

① 抟：搏击。疑为"搏"字讹。

胱经，加蔓荆子、苍术，羌活胜风汤主之。自锐眦客主人①而入者，为足少阳、手少阳、手太阳受邪，治在胆与三焦、小肠经，加龙胆草、藁本，少加人参，羌活胜风汤主之。自目系而下者，为足厥阴、手少阴受邪，治在肝经、心经，加黄连，倍加柴胡，羌活胜风汤主之。自抵过②而上者，为手太阳受邪，治在小肠经，加木通、五味子，羌活胜风汤主之。热甚者，兼用治淫热之药。嚏鼻碧云散俱治以上之证，大抵如开锅盖法，嚏之随效。然力少而锐，宜不时用之，以聚其力。虽然，始者易而久者难，渐复而复，渐复而又复可也。急于复者则不治。今世医用磨翳药者有之，用手法揭翳者有之。噫！翳犹疮也，奚斯愈乎？庸者用此，非徒无益，增害犹甚。愚者受此，欣然而不悟，可叹也哉。故置风热不制之病治法。

世德按：此明风热合因，致生种种之证，并明责风为主之治也。盖言淫热之外，加之以风，故眵多等证之外，复加头痛、鼻塞、肿胀、涕泪、脑巅沉重、眉骨酸疼发痒之类，是皆风使之然。纵然淫热证在，勿以淫热之例治之也。由热为病本，热久则自生风，或与外风勾结，于是风乘火势，火趁风威，状如不可扑灭者，故曰不制也。究竟风为病标，法当先标后本为治，庶几无误。以头痛等之六证，无论悉具不悉具，皆属风邪在经表，理宜就表发散，羌活胜风之任也。设或治风遗热，风去热存，反为棘手，譬如用兵伐其交以寒其心。只就本汤之内，以

---

① 客主人：上关穴的别名，位于面部，颧弓上缘，距耳廓前缘约 1 寸处。

② 抵过：据上下文意及医理，当为手太阳小肠经的穴位，所指不详。

柴胡为重，寄而①前胡副②之，于是指挥二活、芎、芷以驱风，桔、芥、荷、芩以沃③热，甘草守中，防风殿后。所谓不制者，殆将歼灭不暇矣。但风邪既入经络，则必化而为热，其头痛等证渐次当罢，若未尽罢，虽存一二证在，仍宜主本汤也。倘用清肝散等汤，不去硝、黄、栀、芍、石膏诸品，一伤胃气，如坏长城，无可复资捍御，且令在表之邪陷入，卒为翳障焉。脱因积热太久，业成脏腑秘结之重证，兼之热极生风，六证备于经表，又宜急救阳明，带平六证。盖死生之判，系在阳明，目之完否，又居其次。是宜即进芍药清肝散，酌减硝黄为主治，而退羌活胜风之剂矣。然而秘结稍缓者，仍主胜风为是也。胜风汤证具，或不服药，或服非其药，皆能作翳。或如云雾、如丝缕、如秤星，翳之初见而轻者也。重者如螺盖，以风热之盘礴④太久，病至十分而失治。或以大寒大凉而误治，不知风热炽于经表，不药则无以愈，药而误用硝、黄、栀、芍之品，其性寒凉走里，祗⑤伐脾胃之无辜，而与经表风热不相涉，坐使云雾、丝缕、秤星之轻，渐为螺盖之重者。因脾胃属土，生意如萌芽，而雪霜摧挫，生意不升，疮痍何自而复也？若夫云雾、丝缕、秤星之为翳，总以胜风为主治。但邪之所在，各有司存，侗侗⑥服之，恐其凿枘⑦非入。故于翳之生起处，责某经即以某

---

① 寄而：据上下文意，当为"继而"。"寄"为"继"之音误。
② 副：辅助。
③ 沃：浇。此指清泄。
④ 盘礴：逗留。
⑤ 祗（zhī 只）：相当于"适"。《广雅·释言》："祗，适也。"
⑥ 侗侗（lǒng tǒng 笼统）：浑然无分别。
⑦ 凿枘（ruì 瑞）：卯眼和榫头。此为"圆凿方枘"之省语，比喻两者不相投合。语本《楚辞·九辩》："圆凿而方枘兮，吾固知其钮铻而难入。"

经之药为向导，然后王师按临，行所无事，耕者不释畔①，市不易肆，岂有无辜被创哉？其佐嗑鼻碧云散，更饶夹击之势，碧云散之妙若开锅盖，使热遁而不守，其亦王师合围，必开一面之义云。

七情五贼劳役饥饱之病

《阴阳应象大论》曰："天有四时②，以生长收藏，以生寒暑燥湿风。"寒暑燥湿风之发耶，发而皆宜时，则万物俱生；寒暑燥湿风之发耶，发而皆不宜时，则万物俱死。故曰：生于四时，死于四时。又曰："人有五藏，化为五气，以生喜怒忧悲恐。"喜怒忧悲恐之发耶，发而皆中节，则九窍俱生；喜怒忧悲恐之发耶，发而皆不中节，则九窍俱死。故曰：生于五脏，死于五脏。目，窍之一也。光明视见，纳山川之大，及毫芒之细，悉云霄之高，尽泉渊③之深。至于鉴无穷为有穷，而有穷又不能为穷，反而聚之。则乍张乍敛，乍动乍静，为一泓一点之微者，岂力为强致而能此乎！是皆生生自然之道也。或因七情内伤，五贼外攘④，饥饱不节，劳役异常。足阳明胃之脉，足太阴脾之脉，为戊己二土，生生之原也。七情五贼，总伤二脉，饥饱伤胃，劳役伤脾，戊己既病，则生生自然之体不能为生生自然之用，故致其病，曰七情五贼劳役饥饱之病。其病红赤睛珠痛，痛如刺，刺应太阳，眼睫无力，欲常垂闭，不敢久视，久视则酸疼，生翳，皆成陷下。所陷者，或圆或方，或长或短，

---

① 耕者不释畔：即农民不放下田界。畔，田界。
② 天有四时：《素问·阴阳应象大论》作"天有四时五行"。
③ 渊：嘉靖本、十六种本、东溪本作"沙"。
④ 攘（rǎng嚷）：侵犯。

或如点，或如缕，或如锥，或如凿，证有印此者，柴胡复生汤主之，黄连羊肝丸主之。睛痛甚者，当归养荣汤主之，助阳活血汤主之，加减地黄丸主之，决明益阴丸主之，加当归、黄连羊肝丸主之，龙脑黄连膏主之。以上数方，皆群队升发阳气之药。其中有用黄连、黄芩之类者，去五贼也。嚏鼻碧云散，亦可间①用。最忌大黄、芒硝、牵牛、石膏、栀子之剂，犯所忌，则病愈振。

世德按：此明内伤外攘之病因，致生种种之证，并明发升阳气、去贼自强之治也。文义共分六段。自天有四时，至死于四时为第一段，是言五贼外攘之可虞。人有五脏，至死于五脏为第二段，是言七情内伤所当慎。目，窍之一也，至自然之道也为第三段，极言目之能事，出于生生之自然。或因七情内伤，至劳役饥饱之病为第四段，正言脾胃二脉皆伤为病之本。其病红赤，至或如凿为第五段，备言痛翳诸证俱现，为病之标证。有印此者，至终为第六段，总言主治在乎升阳气，去五贼，骈集②各方，以供调度焉。盖言寒、暑、燥、湿、风系于四时而发，发而宜于时，则无害于物；发而不宜于时，则为物之害。害与仁反，故曰贼也。《阴符经》"天有五贼，见之者昌"，谓能觉察六淫于体躯之外，保护元真不为所攘害，不亦昌乎？五贼者，六淫之属也。若夫心肝脾肺肾之五脏，内于体躯，各为一气，而七情出焉。喜怒忧悲恐，七情之属也。七情不中节，则损脏真。九窍者，脏真之门户，所以通有无，司出纳者，譬如人口衰而门户废，理之常也。且脏真为有生之根柢，其恃后

---

① 间：嘉靖本、十六种本、东溪本作"见"。
② 骈集：凑集。骈，本指并列，此指聚集。

天之脾胃充养以为荣畅。故五脏六腑之脉，必兼胃气为善脉，所以仲景辨脉条①：问曰濡弱何以反适十一头？答曰五脏六腑相乘，故令十一是也。戊，阳土；己，阴土。脾胃相表里，常有戊己同功，二土成圭②之妙。乃因五贼外攘而元气耗，七情内伤而脏真竭。正赖阳明太阴之并力输将，庶可少资接济。无何饥饱伤胃，劳役伤脾，脾胃之精悍日穷，不遑③自瞻，讵能复顾诸余脏腑哉？其谷不丰，其地力穷，故曰生生自然之体，不能为生生自然之用也。脾胃脉伤，则血日消涸，清阳下陷于血中，血热所以病红赤。又阳热为火而锐入，故作如刺之痛也。肝胆相表里，肝藏血，肝脉上连目系，而足少阳脉起于两目锐眦，经两太阳以上头角，故令太阳掣痛④也。血属阴，阴不足，故借垂闭休息，正如眼睫无力也。悉此，则久视酸疼可类推矣。血体缩而内入，故翳成陷下。血如水，睛珠如地，水涸而地坼⑤，坼无一定之形，此长短方圆，种种不齐之应也。其去贼自强之义，柴胡复生等汤论，具得之，毋庸更赘。

血为邪胜凝而不行之病

血，阴物，类地之水泉，性本静。行，其势也。行为阳，是阴中之阳，乃坎中有火之象。阴外阳内，故行也。纯阴，故不行也。不行则凝，凝则经络不通。经曰："足阳明胃之脉，常

---

① 仲景辨脉条：即《伤寒论·平脉法第二》。
② 二土成圭：脾胃相合，生气调达。
③ 不遑（huáng黄）：无暇。
④ 掣（chè彻）痛：抽痛。
⑤ 坼（chè彻）：裂开。

多气多血①。"又曰："足阳明胃之脉，常生气生血。"手太阳小肠之脉，斜络于目眦。足太阳膀胱之脉，起于目内眦。二经皆多血少气，血病不行，血多易凝。《灵兰秘典论》曰："脾胃者，仓廪之官，五味出焉。"五味淫则伤胃，胃伤血病，是为五味之邪，从本生也。又曰："小肠者，受盛之官，化物出焉。"遇寒则阻其化。又曰："膀胱者，州都之官，津液藏焉。"遇风则散其藏。一阻一散，血亦病焉。是为风寒之邪，从末生也。凡是邪胜，血病不行，不行渐滞，滞则易凝，凝则病始外见，以其斜络目眦耶，以其起于目内眦耶。故病环目青黯②，如被物伤状，重者白睛亦黯，轻者或成斑点。然不痛不痒，无泪眵、眊矂、羞涩之证，是曰血为邪胜，凝而不行之病。此病初起之时，大抵与伤风证相似，一二日则显此病也，川芎行经散主之，消凝大丸子主之。睛痛者，更以当归养荣汤主之。如此则凝复不滞，滞复能行，不行复行，邪消病除，血复如故。志③此，无所不愈也；不志于此，无所愈也。

世德按：此明从本从末之病因，致生青黯等证，并明消凝、散邪、活血之治也。从本生者，足阳明胃纳受甘辛酸苦咸，是为五味。五味得衷④，则于血分无所损。若过多纳受，除甘缓血不论外，其辛散血，酸敛血，苦坚血，咸凝血，夫以散亡、敛束⑤、坚实、凝滞俱非血所安也。荣气根于胃腑而行于脉中，目为百脉之宗，荣气之源，既病散亡、敛束、坚实、凝滞矣，

---

① 足阳明……多血：语本《素问·血气形志》："阳明常多气多血。"而后文所引"足阳明胃之脉，常生气生血"，出处不详。

② 黯（yǎn眼）：青黑色。《说文·黑部》："黯，青黑也。"

③ 志：记。

④ 衷："衷"的俗体字。

⑤ 束（cì刺）：木芒，后作刺。按文理，疑为"束"之形近而误。

则行于脉中者，不遑仍旧鲜荣，故令斑驳①青黯，譬如击扑伤重，血凝不行，肉色必呈青黯等也。是由阳明招致五味之邪，伤残现在之血，义当宽诛五味，直责阳明，故曰从本，盖内因也。从末生者，小肠遇寒而气化不行，膀胱受热而燥其津液，寒令血凝，燥令血耗。盖以风寒两袭太阳之里，而各行其性，一时气化阻而津液伤，势令两腑之血凝者凝而耗者耗，故于络眦、起眦之脉中现青黯等证也。是由风寒之邪贼太阳，伤残现在之血例，宜坐②各案贼，故曰从末，盖外因也。从本从末虽殊，血滞血伤则一。世之病此者极多，以其无所甚苦，遂亦忽而弗治，不知血既伤滞，气亦随之，洊至③尪羸④莫救。玩此消凝、散邪、活血之治，实乃防微杜渐，所关甚钜⑤，岂斤斤乎青黯斑驳也。

气为怒伤散而不聚之病

气，阳物，类天之云雾，性本动。聚，其体也。聚为阴，是阳中之阴，乃离中有水之象。阳外阴内，故聚也。纯阳，故不聚也。不聚则散，散则经络不收。经曰：足阳明胃之脉，常多气多血。又曰：足阳明胃之脉，常生气生血。七情内伤，脾胃先病。怒，七情之一也。胃病脾病，气亦病焉。《阴阳应象大论》曰：足厥阴肝主目，在志为怒，怒甚伤肝。伤脾胃则气不聚，伤肝则神水⑥散，何则？神水亦气聚也。其病无眵泪、痛

---

① 斑驳：色彩错杂貌。
② 坐：判罪。
③ 洊（jiàn 见）至：相继而至。
④ 尪（wāng 汪）羸：瘦弱。
⑤ 钜（jù 巨）：大。
⑥ 神水：在睛珠之内者，即今眼科所称"房水"。

眼科正宗原机启微

一〇

痒、羞明、紧涩之证。初但昏如雾露中行，渐空中有黑花，又渐睹物成二体，久则光不收，遂为废疾。盖其神水渐散而又散，终而尽散故也。初渐之次，宜以千金磁朱丸主之，镇坠药也；石斛夜光丸主之，羡①补药也；益阴肾气丸主之，壮水药也。有热者，滋阴地黄丸主之。此病最难治，饵服上药，必要积以岁月，必要无饥饱劳役，必要驱七情五贼，必要德性纯粹，庶几易效，不然必废，废则终不复治。久病光不收者，亦不复治。一证因为暴怒，神水随散，光遂不收，都无初渐之次，此一得永不复治之证也。又一证为物所击，神水散，如暴怒之证，亦不复治，俗名为青盲者是也。世病者多不为审，概曰目昏无伤，始不经意，及成，世医亦不识，直曰热致，竟以凉药投。殊不知凉药又伤胃，况不知凉为秋为金，肝为春为木，凉药又伤肝，往往致废而后已。病者犹不以药非，而委之曰命也；医者犹不自悟其药，而赘②之曰病拙③。吁！二者俱此，谁其罪乎？予累见也，故兼陈凉药之误。

世德按：此明气散不聚之病因，致生初渐终散等证，并明镇坠壮补之治也。言神水涣散，由于怒极伤肝。然而脾胃不病者，或未至于涣散。若夫脾胃受伤，气失生聚，神水现无倚赖，乃今盛怒冲之，譬如无根之火，一举焰熄，其势然也。神水松懈，故如雾露中行。神水空隙，故黑花。睹物成二者，空隙两旁之神水，仍自各司所见也。散极而体分，神水因成极微，无

① 羡：有余。《孟子·滕文公下》："以羡补不足，则农有余粟，女有余布。"

② 赘：附和。

③ 病拙：借指年老。典出白居易诗《分司》："散秩留司殊有味，最宜病拙不才身。"其中"病拙"指年老。

所复睹，宜矣。镇坠药者，收残兵；羡补药者，宣召募；壮水药者，丰养赡，不可缺一也。盖脏真之气散易而聚难，服上项药，欲速则不达。务坚岁月之心，远离饥饱劳役，驱逐七情五贼，澹泊①安宁，性毋躁妄，勿忘勿助，培植阳明，庶可以观其复，所诚谆切，故曰必要也。暴怒之与物击虽异，其神水顿散则一，故皆不治云。

血气不分混而遂结之病

轻清圆健者为天，故首象天；重浊方厚者为地，故足象地；飘腾往来者为云，故气象云；过流循环者为水，故血象水。天降地升，云腾水流，各宜其性。故万物生而无穷，阳平阴秘，气行血随，各得其调。故百骸理而有余。反此，则天地不升降②，云水不腾流，各不宜其性矣。反此，则阴阳不平秘，气血不行随，各不得其调矣。故曰：人身者，小天地也。《难经》曰："血为荣，气为卫。荣行脉中，气行脉外。③"此血气分而不混，行而不阻也明矣。故如云腾水流之不相杂也。大抵血气如此，不欲相混，混则为阻，阻则成结，结则无所去还，故隐起于皮肤之中，遂为疣病④。然各随经络而见，疣病⑤自上眼睫而起者，乃手少阴心脉、足厥阴肝脉，血气混结而成也。初起时，但如豆许⑥。血气衰者，遂止不复长，亦有久止而复长者。盛者则渐长，长而不已，如杯如盏，如碗如斗，皆自豆许致也。

---

① 澹（dàn 淡）泊：恬淡寡欲。
② 升降：嘉靖本、十六种本、东溪本作"降升"，据上下文例，义胜。
③ 血为荣……气行脉外：语出《难经·三十二难》。
④ 疣（yóu 由）病：肉瘤。
⑤ 疣病：原本无，据嘉靖本、十六种本、东溪本补。
⑥ 许：表约略估计数，左右。

凡治在初，须择人神不犯之日，大要令病者食饱不饥，先汲①冷井水洗眼如冰，勿使气血得行。然后以左手持铜箸②，按眼睑上，右手翻眼皮令转，转则疣肉已突，换以左手大指按之，弗令得动移。复以右手持小眉刀③尖略破病处，更以两手大指甲捻之令出，则所出者如豆许小黄脂也。恐出而根不能断，宜更以眉刀尖断之。以井水再洗，洗后则无恙。要在手疾为巧。事毕须投以防风散结汤，数服即愈。此病，非手法则不能去，何则？为血气初混时，药自可及，病者则不知其为血气混也。比结，则药不能及矣，故必用手法去。去毕，必又以升发之药散之，药手皆至，庶几了事。

世德按：此明气血不行，随之病因，致生阻结为疣之证，并明手药兼至之治也。盖阴阳气血为十二经之所有，荣卫者，气血之精华，太阳独得之名也，荣行脉中，卫行脉外，周流往复，各无妨碍，乃得阳平阴秘之妙。唯是阴阳气血互相根柢，而以十二经为交道，当其气血相并，阴阳同度，阳大阴小，气行血随，亦何阻结之有？设或阴阳失度，气血不分泾渭，些小④相搏，则为阻结而形如豆，以致如斗之为疣。于是阳不得谓之平，阴不得谓之秘矣。上眼睑为手少阴足厥阴之部伍，其余处所可例知。目疣之义如此，余疣之义亦可例知。凡治在初，谓如豆许时也。如杯以往，气血安于杂糅而与大络相通，破则重伤气血。奚似初时少泄其气而绝其根，直⑤一小眉刀可任耶？

---

① 汲（jí 及）：从井里取水。
② 箸（zhù 助）：筷子。
③ 小眉刀：眼科手术常用的小刀，弯斜如眉，故称。
④ 些小：细小。
⑤ 直：仅。

篇中手法次序，曲尽其神。防风散结汤一论，推广治意，不仅目疣然矣。

热积必溃之病

积者，重叠不解之貌。热为阳，阳平为常，阳淫为邪，常邪则行，行则病易见，易见则易治。此则前篇淫热之病也。深邪则不行，不行则伏，因伏而又伏，日渐月聚，势不得不为积也。积已久，久积必溃，溃始病见，病见则难治。难治者，非不治也，为邪积久，比溃已深。何则？溃犹败也。知败者，庶可以救。其病隐涩不自在，稍觉眊矂，视物微昏，内眦穴开窍如针目，按之则沁沁①脓出。有两目俱病者，有一目独病者，目属肝，内眦属膀胱，此盖一经积邪之所致也。故曰热积必溃之病，又曰漏睛眼②者是也。竹叶泻经汤主之。大便不硬者，减大黄，为用③蜜剂解毒丸主之。不然，药误病久，终为枯害。

世德按：此明一经积邪之病因，致生积而必溃之证，并明攻泻积热之治也。盖热邪之在足厥阴过侈，木火相得，其性发扬，具详淫热条下。若夫足太阳为寒水之乡，热邪至此，势不能无隐伏，隐涩不自在，稍觉眊矂，视物微昏，正热邪隐伏之候也。热本于肝，肝病目亦病，以不发扬，故病微耳。然热邪属阳，阳不终于隐伏，肝病不痊，热日有加无已，故曰积也。一旦热邪悉力上奋，譬如雷起地中，所逢辄溃，此其内眦穴开窍如针目，按之沁沁脓出也。竹叶泻经汤，意思主于攻热，故用栀子、三黄各五六分，所以祛逐肝邪为治本，庶几隐涩等证

---

① 沁沁：水液渗出貌。此指脓液渗出的样子。
② 漏睛眼：病名，类今之慢性泪囊炎。
③ 为用：原本无，据嘉靖本、十六种本、东溪本补。

可愈。次用茯苓、泽泻、车前各四分，所以泻肝，邪之积在足太阳，借令热从湿去为治标，庶几内眦开窍脓出一证亦愈。但系峻猛之剂，热邪荡涤之余，不足更留大将旗鼓，即有未尽之积热，可以偏师靖①之，密剂解毒丸，克胜厥②任也。

阳衰不能抗阴之病

或问曰：人有昼视通明，夜视罔见，虽有火光月色，终为不能睹物者，何也？答曰：此阳衰不能抗阴之病，谚所谓雀盲者也。问曰：何以知之？答曰：《黄帝生气通天论》③曰："自古通天者，生之本，本于阴阳。天地之间，六合之内，其气九州九窍、五脏、十二节，皆通乎天气。"又曰："阴阳者④，一日而主外。平旦人气生，日中而阳气隆，日西而阳气已虚，气门乃闭。"又曰："阳不胜其阴，则五藏气争，九窍不通。"故知也。问曰：阳果何物耶？答曰：凡人之气，应之四时者，春夏为阳也；应之一日者，平旦至昏为阳也；应之五脏六腑者，六腑为阳也。问曰：阳何为而不能抗阴也？答曰：人之有生，以脾胃中州为主也。《灵兰秘典》曰："脾胃者，仓廪之官。"在五行为土，土生万物，故为阳气之原。其性好生恶杀，遇春夏乃生长，遇秋冬则收藏。或有忧思恐怒、劳役饥饱之类，过而不节，皆能伤动脾胃。脾胃受伤，则阳气下陷。阳气下陷，则于四时、一日、五脏六腑之中，阳气皆衰。阳气既衰，则于

---

① 靖：平定。
② 厥：其。
③ 黄帝生气通天论：即《素问·生气通天论》。
④ 阴阳者：《素问·生气通天论》作"阳气者"。

四时、一日、五脏六腑之中，阴气独盛。阴气既盛，故阳不能抗也。问曰：何故夜视罔见？答曰：目为肝，肝为足厥阴也。神水为肾，肾为足少阴也。肝为木，肾为水，水生木，盖亦相生而成也。况怒伤肝，恐伤肾，肝肾受伤，亦不能生也。昼为阳，天之阳也。昼为阳，人亦应之也。虽受忧思恐怒、劳役饥饱之伤，而阳气下陷，遇天之阳盛阴衰之时，我之阳气虽衰，不得不应之而升也，故犹能昼视通明。夜为阴，天之阴也。夜为阴，人亦应之也。既受忧思恐怒、劳役饥饱之伤，而阳气下陷，遇天阴盛阳衰之时，我之阳气既衰，不得不应之时伏也。故夜视罔所见也。问曰：何以为治？答曰：镇阴升阳之药，决明夜灵散主之。问曰：病见富贵者乎？贫贱者乎？答曰：忧思恐怒、劳役饥饱，富贵者甚乎？惟其贫贱者，不能免甚也。问者称善。

世德按：此明阳气下陷之病因，致生夜视罔见之证，并明镇阴升阳之法也。条中援引典据极为详尽，夜灵散药才三品，而镇阴升阳之妙，悉具于中，立方至此，殊非思议所及。下条阴弱不能配阳，与此相对待。

阴弱不能配阳之病

五脏无偏胜，虚阳无补法，六腑有调候，弱阴有强理。心肝脾肺肾，各有所滋生，一脏或有余，四脏俱不足，此五脏无偏胜也。或浮或为散，是曰阳无根，益之欲令实，翻致不能禁，此虚阳无补法也。膀胱大小肠，三焦胆包络，俾之各有主，平秘永不危，此六腑有调候也。衰弱不能济，遂使阳无御，反而欲匹之，要以方术胜，此弱阴有强理也。《解精微论》曰："心者，五脏之专精。目者，其窍也。"又为肝之窍。肾生骨，骨之精为神水。故肝木不平，内挟心火，为热妄行，火炎不制，神水受伤，上为内障，此五脏病也。劳役过多，心不行事，相火代之。《五脏生成论》曰："诸脉皆属于目。"相火者，心包络也，主百脉，上荣于目，火盛则百脉沸腾，上为内障，此虚阳病也。膀胱、小肠、三焦、胆脉俱循于目，其精气亦皆上注，而为目之精。精之窠①为眼，四府一衰，则精气尽败，邪火乘之，上为内障，此六腑病也。神水黑眼，皆法于阴；白眼赤脉，皆法于阳。阴齐阳侔②，故能为视。阴微不立，阳盛即淫。《阴阳应象大论》曰："壮火食气。""壮火散气。"上为内障，此弱阴病也。其病初起时，视觉微昏，常见空中有黑花，神水淡绿色。次则视岐③，睹一成二，神水淡白色，可为冲和养胃汤主之，益气聪明汤主之，千金磁朱丸主之，石斛夜明④丸主之。有热者，泻热黄连汤主之。久则不睹，神水纯白色，永为废疾也。然废疾亦有治法，先令病者，以冷水洗眼如冰，气血不得流行为度。用左手大指次指按定眼珠，不令转动，次用右手持鸭舌针，去黑睛如米许，针之令入。白睛甚厚，欲入甚难，必要手准力完，重针则破。然后斜回针首，以针刀刮之，障落则明。有落而复起者，起则重刮。刮之有至再三者，皆为洗不甚冷，气血不凝故也。障落之后，以棉裹黑豆数粒，令如杏核样，使病目垂闭，覆眼皮上，用软帛缠之，睛珠不得动移为度。如是五七日，才许开视，视勿劳也。亦须服上药，庶几无失。此

---

① 窠（kē 科）：物集中之所。《灵枢·大惑》："五藏六府之精气，皆上注于目而为之精。精之窠为眼，骨之精为瞳子。"

② 侔（móu 谋）：等同。《说文·人部》："侔，齐等也。"

③ 岐：据医理当为"歧"。下同。

④ 夜明：施广歌括及世德按皆作"夜光"，当是。

法治者五六，不治者亦四五。五脏之病，虚阳之病，六腑之病，弱阴之病，四者皆为阴弱不能配阳也。噫！学者慎之。

世德按：此明火炎不制诸病因，致生岐视、内障等证，并明逆攻顺从反异正宜之治也。首四句是一篇之冒，心肝脾肺肾至弱阴有强理四节，是首四句之分疏。心者五脏之专精一节，推明火炎不制由于五脏之真阴不足，以应五脏无偏胜之句；劳役过多一节，推明相火烁真阴而百脉沸腾，以应虚阳无补法之句；膀胱小肠一节，推明四腑真阴不足，以应六腑有调候之句；神水黑眼一节，推明阴微阳盛统前三病在内，以应弱阴有强理之句。气者，阴阳之共有。壮火食气，则气独于阳，故曰阳盛则淫；壮火散气，则阴无所倚，故曰阴微不立。惟其气散，故见空中有黑花，睹一成二，与气为怒伤，散而不聚略同，故治亦宜磁朱、夜光是也。真阴属水而色黑，淡绿者，水未干而浊应也；干矣未枯，淡白色是也；纯白则阳代之，完然内障矣。冲和养胃汤，益元气、敛残阴、荣血脉、泻心火，以之齐五脏、戢①虚阳、调六腑、强弱阴，良相材也，药味云乎哉。手法一段，文义晓畅，具见婆心益切。上条阳气下陷，只须升起其阳，更无余事，故其为治亦殊，力简功倍。本条真阴不足，又逢壮火烁之。初则阳长阴短，既而有火无水，故其为治，要在抑阳育阴，俾之克配为度，难易之间，相去什百。

心火乘金水衰反制之病

天有六邪，风寒暑湿燥火也；人有七情，喜怒忧思悲恐惊也。七情内召，六邪外从，从而不休，随召见病，此心火乘金，

---

① 戢：收敛。

水衰反制之原也。世病目赤为热，人所共知者也。然不审其赤分数等，各治不同。有白睛纯赤如火，热气炙人者，乃淫热反克之病也，治如淫热反克之病。有白有赤而肿胀，外睫虚浮者，乃风热不制之病也，治如风热不制之病。有白睛淡赤而细脉深红，纵横错贯者，乃七情五贼劳役饥饱之病也，治如七情五贼劳役饥饱之病。有白睛不肿不胀，忽如血贯者，乃血为邪胜，凝而不行之病也，治如血为邪胜凝而不行之病。有白睛微变青色，黑睛稍带白色，白黑之间，赤环如带，谓之抱轮红①者，此邪火乘金，水衰反制之病也。此病或因目病已久，抑郁不舒，或因目病误服寒凉药过多，或因目病时内多房劳，皆能内伤元气。元气一虚，心火亢盛，故火能克金。金乃手太阴肺，白睛属肺；水乃足少阴肾，黑睛属肾。水本克火，水衰不能克，反受火制，故视物不明，昏如雾露中，或睛珠高低不平，其色如死，甚不光泽，赤带抱轮而红也。口干舌苦，眵多羞涩，稍有热者，还阴救苦汤主之，黄连羊肝丸主之，川芎决明散主之。无口干舌苦，眵多羞涩者，助阳活血汤主之，神验锦鸠丸主之，万应蝉花散主之。有热无热，俱服千金磁朱丸，镇坠心火，滋益肾水，荣养元气，自然获愈也。噫！天之六邪，未必能害人也。惟人以七情召而致之也。七情匿召②，六邪安从？反此者，岂止能避而已哉，犹当役之而后已也。

世德按：此明亢火克金制水之病因，简非淫热等证，并明温散行除之治也。玩条中历辨诸证，则今证自然了了。白睛微变青色，黑睛稍带白色，详后文。赤环如带，现于黑白之间者，

---

① 抱轮红：症状名。症见沿黑睛缘之白睛深层，环绕一带细直模糊红赤血丝，压之红赤不退，推之血丝不移，相当于今之睫状充血。
② 匿召：不召。

赤为亢火，炼水烁金之应也。盖人身脏腑之五行，本具顺生逆克之用，既含母子之恩，亦备犬牙相制之妙，如经所谓虚则补其母，又云亢则害，承乃制是也。推求目病已久之病字，殆指七情、五贼、劳役、饥饱之为病而言，盖抑郁不舒，内伤元气，皆能传变今证也。心火者手少阴也，骄而无制曰亢，亢则乘其所胜，所胜者手太阴肺也。然而手太阴之不敌手少阴，审矣。今为手太阴计，首望中州饷助，乃因寒凉药阻塞道涂①，次望北方兵援，又以房室劳耗损津液，于是肾水不能承肺金以制火，而反取给于肺金，子穷母赴，故黑睛稍带白色也。金从木化，故白睛微变青色也。寒凉阻胃，肺金已失顺生之资，手少阴残暴相仍不禁，赤环如带矣。主还阴救苦汤者，手太阴受敌已深，通饷道为最急，故温之。太少两阳暨②足，少阴之阳，尝与手少阳为贼于肺者，抚而有之，皆良民也，不令复给为伍，故散之。通有无，资缓急，视乎商贾之流，行血脉以阳明为孔道，向③滞于阻塞，故行之。其温其散其行，总凭乎詟伏④热邪之劲旅，此乃先声后实，剿抚同时之制也。有热指口干舌苦、眵多羞涩而言，尤重口干舌苦。上以三黄合剂，故加致慎云。犹当役之而后已者，义如老子物物而不物于物⑤，亦犹维摩诘⑥弟子，众尘劳之意也。

---

① 道涂：道路。

② 暨：据上下文意，当为"既"。

③ 向：通"饷"。《史记·白起王翦列传》："王翦曰：'为大王将，有功终不得封侯，故及大王之向臣，臣亦及时以请园池为子孙业耳。'"

④ 詟（zhé 哲）伏：因恐惧而不敢动弹，即震慑。

⑤ 物物而不物于物：语出《庄子·山木》："物物而不物于物，则胡可得而累邪。"意为驾驭外物，而不为外物所驱使。文中"如老子"，当误引。

⑥ 维摩诘：早期佛教著名居士，在家菩萨。

内急外弛之病

阴阳以和为本，过与不及，病皆生焉。急者，紧缩不解也；弛者，宽纵不收也。紧缩属阳，宽纵属阴，不解不收，皆为病也。手太阴肺，为辛为金也，主一身皮毛，而目之上下、睫之外者，亦其属也。手少①阴心，为丁；手太阳小肠，为丙。丙丁为火，故为表里，故分上下，而目之上下、睫之内者，亦其属也。足厥阴肝，为乙，乙为木，其脉循上睫之内。火，其子也，故与心合。心肝小肠三经受邪，则阳火内盛，故上下睫之内，紧缩而不解也。肺金为火克，受克者必衰，衰则阴气外行，故目之上下、睫之外者，宽纵而不收也。上下睫既内急外弛，故睫毛皆倒而刺里，睛既受刺，则深赤生翳。此翳者，睛受损也，故目所病者皆具，如羞明、沙涩、畏风、怕日、沁烂、或痛或痒、生眵流泪之证俱见。有用药夹施于上睫之外者，欲弛者急，急者弛。而睫毛无倒刺之患者，非其治也。此徒能解厄②于目前，而终复其病也，何则？为不审过与不及也，为不能除其原病也。治法，当攀出内睑向外，速以三棱针乱刺出血，以左手大指甲迎其针锋，后以黄芪防风饮子主之，无比蔓荆子汤主之，决明益阴丸主之，菊花决明散主之，嚯鼻碧云散亦宜兼用。如是则紧缩自弛，宽纵渐急，或过不及，皆复为和。药夹之治，忍勿施也，徒为苦耳。智者宜审此。

世德按：此明手太阴太阳手少阴三经之病因，致生睫毛倒刺等证，并明泻实、补虚、刺热之治也。急者，紧缩之义；弛

---

① 少：原本作"太"，据嘉靖本、十六种本、东溪本改。
② 解厄：解困。

者，不张之象。玩三经受邪，阳火内盛，则知紧缩者为热壅。热壅者血亦壅，血壅如肿，令睫内之肉缩而向里，又令睫外之皮毛不得主张于外也。今以三棱针乱出其血，则热泄壅消，睫内已为宽展，而紧缩者可平。紧缩平而睫外之皮毛已无牵制，则外弛者自复。第因兹证不在标而在本，法当泻实补虚，以绝三经之弊，此黄芪防风饮子等汤，不可差缓也。

奇经客邪之病

人之有五脏者，犹天地之有五岳也。六腑者，犹天地之有四渎①也。奇经者，犹四渎之外别有江湖②也。奇经客邪，非十二经之治也。十二经之外，别有治奇经之法也。《缪刺论》曰："邪客于足阳跷之脉，令人目痛从内眦始。"启玄子王冰注曰："以其脉起于足，上行至头而属目内眦，故病令人目痛，从内眦始也。"《针经》曰："阴跷脉入鼽，属目内眦，合于太阳、阳跷而上行③。"故阳跷受邪者，内眦即赤，生脉如缕，缕根生瘀肉，瘀肉生黄赤脂，脂横侵黑睛，渐蚀神水，此阳跷为病之次第也。或兼锐眦而病者，以其合于太阳故也。锐眦者，手太阳小肠之脉也。锐眦之病必轻于内眦者，盖枝蔓所传者少，而正受者必多也。俗呼为攀睛④，即其病也，还阴救苦汤主之，拨云退翳丸主之，栀子胜奇散主之，万应蝉花散主之，磨障灵

---

① 四渎：长江、黄河、淮河、济水的合称。
② 湖：嘉靖本、东溪本作"河"，义胜。
③ 阴跷脉入鼽……而上行：语本《灵枢·脉度》。鼽（qiú 求），面颊。
④ 攀睛：即胬肉攀睛，病名。症见眦部血脉丛生，胬肉似昆虫翼状，横贯白睛，渐侵黑睛，甚至掩及瞳神，自觉磣涩不适，影响视力。相当于今之翼状胬肉。

光膏主之，消翳复明膏主之，朴硝黄连炉甘石泡散主之。病多药不能及者，宜治以手法。先用冷水洗，如针内障眼法，以左手按定，勿令得动移，略施小眉刀尖，剔去脂肉，复以冷水洗净，仍将前药饵之，此治奇经客邪之法也。故并制①其经络病始。

世德按：此明阳跷、阴跷二脉受邪之病因，致生瘀肉、攀睛等证，并明清上利下，手法兼施之治也。拨云退翳丸暨栀子胜奇散各方论，与本篇相发明，第合观之厘毛②可辨，毋庸更赘。

为物所伤之病

志于固者，则八风无以窥其隙；本于密者，则五脏何以受其邪？故生之者，天也；召之者，人也。虽生弗召，莫能害也。为害不已，召之甚也。《生气通天论》曰："风者，百病之始也。清净则肉腠闭拒，虽有大风苛毒，弗之能害。"《阴阳应象大论》曰："邪风之至，疾如风雨，故善治者治皮毛。"夫肉腠固，皮毛密，所以为害者，安从其来也？今为物之所伤，则皮毛肉腠之间，为隙必甚。所伤之际，岂无七情内移，而为卫气衰惫之原？二者俱召，风安不从？故伤于目之上下左右者，则目之上下左右俱病，当总作除风益损汤主之。伤于眉骨者，病自目系而下，以其手少阴有隙也，加黄连，除风益损汤主之。伤于额者，病自抵过而上，伤于耳中者，病自锐眦而入，以其手太阳有隙也，加柴胡，除风益损汤主之。伤于额交巅耳上角

---

① 制：嘉靖本、十六种本、东溪本作"置"。
② 厘毛：即毫毛。厘，微小。

及脑者，病自内眦而入，以其足太阳有隙也，加苍术，除风益损汤主之。伤于耳后耳角耳前者，病自客主人斜下，伤于颊者，病自锐眦而入，以其手少阳有隙也，加枳壳，除风益损汤主之。伤于头角耳前后及目锐眦后者，病自锐眦而入，以其足少阳有隙也，加龙胆草，除风益损汤主之。伤于额角及巅者，病自目系而下，以其足厥阴有隙也，加五味子，除风益损汤主之。诸有热者，更当加黄芩，兼服加减地黄丸。伤甚者，须从权①倍加大黄，泻其败血。《六节藏象论》曰："肝受血而能视②。"此盖滋血养血复血之药也，此治其本也。又有为物暴震，神水遂散，更不复治，故并识之于此。

世德按：此明经络外伤、七情内移之病因，致生手少阴有隙等证，并明去风行瘀，总别之治也。夫头乃六阳之首，目为百脉之宗，世之引喻珍重者，必曰如护头目焉。第目之所自为病之治，业经散见各条下矣。其非目之所自病，而病由于目之上下左右受伤而致者，此本条总别之治，特为详悉也。言目之上下左右骨肉经络，其脉皆与目相贯串，倘因外物损伤一处，则皮毛肉腠中必为之隙矣。此时既创于外，而七情房室又贼于内，复加创处袭入邪风，风从脉络直臻于目，且轻创血凝，重创血死，风血相搏络脉中，因而切责于目者，理之常也。所谓目之上下左右者，曰眉骨、曰额、曰耳中、曰额交巅耳上角及脑、曰耳后耳角耳前、曰颊、曰头角耳前后、曰额角及巅等是也。而受伤处所，脉络相连于目者，曰目系、曰抵过、曰锐眦、曰内眦、曰客主人等是也。若受伤处所属某经，宜某药者，亦

---

① 从权：采用权宜变通的办法。

② 肝受血而能视：语出《素问·五脏生成》，而非《六节藏象论》。下同。

如羌活胜风汤法，曰手少阴加黄连，曰手太阳加柴胡，曰足太阳加苍术，曰手少阳加枳壳，曰足少阳加龙胆草，曰足厥阴加五味子等是也。盖以熟地黄等七味养血去风为主治，次审何经受伤则加一味为别，或六经俱受伤则遍加六味为总也。有热加黄芩，伤重加大黄，风热去而瘀血行，加减地黄丸以为善后，参差应变中，善为详整有如此。

伤寒愈后之病

伤寒病愈后，或有目复大病者，以其清阳之气不升，而余邪上走空窍也。其病隐涩赤胀，生翳羞明，头脑骨痛，宜作群队升发之剂饵之，数服即①愈。《伤寒论》曰："冬时严寒，万类深藏，君子固密，不伤于寒，触冒之者，乃名伤寒。其伤于四时之气者，皆能为病。"又《生气通天论》曰："四时之气，更伤五脏。"五脏六腑一病，则浊阴之气不得下，清阳之气不得上。今伤寒时病虽愈，浊阴清阳之气犹未来复。浊阴清阳之气未复，故余邪尚炽不休，故其走上而为目之害也。是以一日而愈者，余邪在太阳；二日而愈者，余邪在阳明；三日而愈者，余邪在少阳；四日而愈者，余邪在太阴；五日而愈者，余邪在少阴；六日而愈者，余邪在厥阴。七日而复，是皆清阳不能出上窍，而复受其所害也。当为助清阳上出则治，人参补阳汤主之，羌活胜风汤主之，加减地黄丸主之，嗜鼻碧云散亦宜用也。忌大黄、芒硝，苦寒通利之剂，用之必不治。

世德按：此明余邪上走空窍之病因，致生隐涩等证，并明

---

① 即：嘉靖本、十六种本、东溪本均作"斯"。

升清降浊之治也。言化热之伤寒既愈，而化热之余焰尚存。此时或以麻杏石甘及栀豉等汤量加涤荡，则热邪熄迹，不致复萌余孽矣。乃医不察，而令逋诛①之，寇仍出没于太少两阳之间，此隐涩等证所由，为害于目。目者虚灵之奥，故云空窍也。热邪属阳，上走亦常耳。以其为害于目，则非阳比矣。第热邪之上走，由于浊阴之不下降，浊阴不下降，则阳分不能宽展，而有水长船高之势，今以茯苓、泽泻导浊阴自膀胱出，以柴胡、二活领热邪由经表出。本因足少阴之真阴短少，不遑制热，故托甘寒之生地黄补益之。又因足厥阴之燥气不戢，故以酸寒之白芍药顺理之，以人参、甘、术培卫气之源，当归、熟地实荣气之根。阳邪既出经表，恐辟②门无禁，故以黄芪、防风两阖③之。盖于分清理浊中，阴阳并补。今曰补阳，举一隅④也。

强阳搏实阴之病

强者，盛而有力也；实者，坚而内充⑤也。故有力者，强而欲搏；内充⑥者，实而自收。是以阴阳无两强，亦无两实。惟强与实，以偏则病。内搏于身，上见于虚窍也。足少阴肾为水，肾之精上为神水，手厥阴心包络为相火，火强搏水，水实而自收。其病神水紧小，渐小而又小，积渐之至，竟如菜子许。又有神水外围，相类虫蚀者。然皆能睹而不昏，但微觉眊矂羞

① 逋（bū 晡）诛：逃避诛罚。
② 辟：开。
③ 阖（hé 和）：关。
④ 举一隅：举一端为例，意在使人由此一端而推知其他。语出《论语·述而》："举一隅，不以三隅反，则不复也。"
⑤ 充：十六种本、东溪本作"克"。
⑥ 充：十六种本、东溪本作"克"。

涩耳。是皆阳气强盛而搏阴，阴气坚实而有御，虽受所搏，终止于边鄙①皮肤也，内无所伤动。治法，当抑阳缓阴则愈。以其强耶，故可抑，以其实耶，惟可缓而弗宜助，助之则反胜，抑阳酒连散主之。大抵强者则不易入，故以酒为之导引，欲其气味投合，入则可展其长，此反治也。还阴救苦汤主之，疗相火药也，亦宜用嗜鼻碧云散。然病世亦间见，医者要当识之。

世德按：此明一强一实之病因，致生神水紧小等证，并明抑阳缓阴之治也。盖阳者，相火也，相火盛而有力，故曰强阳；阴者，肾水也，肾水不为相火屈，故曰实阴也。前之第十条水衰反制系心火。心为君火，状如太阳，有旱川沸海②之威，遂可以枯绿井。本条以强搏实系心包络火。心包络为相火，状如野烧，具燎原爇③木之势，而不能透黄泉。又心火肾水同主少阴，互相克贼，譬如两鼠斗穴中，勇者胜焉。心包络、肾水既非接壤，以此袭彼，譬如烽警闻而坚壁待之矣。此阳气强而搏阴，阴气实而有御，治法抑阳缓阴，其实升阳补阴以为和解耳。盖相火肾水之形，不啻输攻墨守④。以攻者之士众日加，宜命解而归去，故升之。以守者之仓廪日穷，宜有济于未殆，故补之。又强阳不少挫衄，则和议不能入，故抑之，抑之所以损之也。实阴积力内顾，则边鄙有弗治，故缓之，缓之所以纾之也。亦主还阴救苦汤者，心火、相火虽殊，其为水源受制一也。

① 边鄙：本指边疆，此指人体皮毛处。
② 旱川沸海：使河海干旱沸腾。
③ 爇（ruò 若）：烧。
④ 输攻墨守：指公输班与墨子以模型演练攻城守城的典故。事见《墨子·公输》。

亡血过多之病

《六节藏象论》曰："肝受血而能视。"《宣明五气篇》曰："久视伤血。"《气厥论》曰："胆移热于脑，则辛颏鼻渊"，"传为衄蔑①瞑目。"《缪刺论》曰："冬刺经脉，血气皆脱，令人目不明②。"由此推之，目之为血所养者明矣。手少阴心生血，血荣于目，足厥阴肝，开窍于目，肝亦多血，故血亡目病。男子衄血便血，妇人产后崩漏亡之过多者，皆能病焉。其为病睛珠痛，珠痛不能视，羞明隐涩，眼睫无力，眉骨太阳因为酸疼，当作芎归补血汤主之，当归养荣汤主之，除风益损汤主之，滋阴地黄丸主之。诸有热者，加黄芩；妇人产漏者，加阿胶；脾胃不佳，恶心不进食者，加生姜。复其血，使有所养则愈。然要忌咸物。《宣明五气篇》又曰："咸走血，血病无多食咸。"是忌。

世德按：此明失血之病因，致生睛珠作痛等证，并明祛风补血之治也。条中文义简畅，毋庸更赘。

癍疹余毒之病

东垣李明之曰："诸癍疹皆从寒水逆流而作也③。"子之初生也，在母腹中，母呼亦呼，母吸亦吸。呼吸者，阳也，而动作生焉。饥食母血，渴饮母血。饮食者，阴也，而形质生焉。阴具阳足，十月而降，口中恶血，因啼即下，却归男子生精之

---

① 衄蔑：鼻中出血。
② 冬刺经脉……目不明：语见《素问·四时刺逆从论》。
③ 诸癍疹皆……而作也：语出李东垣《兰室秘藏·小儿门·疹论》。

所，女子结胎之处，命宗①所谓玄牝玄关者也。此血僻伏而不时发，或因乳食内伤，或因湿热下溜，营气不从，逆于肉理，所僻伏者，乃为所发。初则膀胱壬水，夹脊逆流而克小肠丙火，故颈项已上先见也。次则肾经癸水，又克心火，故胸腹已上次见也。终则二火炽盛，反制寒水，故胸腹已下后见也。至此则五脏六腑皆病也。七日齐，七日盛，七日谢，三七二十一日而愈者，七为火数故也。愈后或有病疳、病疮者，是皆余毒尚在不去者也。今其病目者亦然，所害者，与风热不制之病稍同而异，总以羚羊角散主之。便不硬者，减硝黄。未满二十一日而病作者，消毒化癍汤主之。此药功非独能于目，盖专于癍者之药也。不问初起已著，服之便令消化。稀者则不复出，方随四时加减。

世德按：此明余毒不解之病因，致生上攻眼目等证，并明实内实外，升阳攻热之治也。条中文义简畅，毋庸更赘。

深疳为害之病

卫气少而寒气乘之也，元气微而饮食伤之也，外乘内伤，酿而成之也。父母以其纯阳耶，故深冬不为裳；父母以其恶风耶，故盛夏不解衣；父母以其数饥耶，故饲后强食之；父母以其或渴耶，故乳后更饮之。有愚戆而为父母者，又不审其寒暑饮食也，故寒而不为暖，暑而不能凉，饮而不至渴，食而不及饥。而小儿幽玄衔默②，抱疾而不能自言，故外乘内伤，因循

---

① 命宗：道教中以气为命，以修命为宗，称为命宗。
② 幽玄衔默：指小儿沉默不言。幽玄，幽昧；衔默，沉默。

积渐，酿而成疳也。渴而善①饥，能食而瘦，腹胀下利，作誓誓②声，日远不治，遂生目病。其病生翳，睫闭不能开，眵泪如糊，久而脓流，竟枯两目，何则？为阳气下走也，为阴气反上也。治法当如《阴阳应象大论》曰："清阳出上窍，浊阴出下窍；清阳发腠理，浊阴走五脏；清阳实四肢，浊阴归六腑。"各还其源，不反其常，是其治也。当作升阳降阴之剂，茯苓泽泻③汤主之，升麻龙胆草饮子主之。此药非专于目，并治已上数证。然勿后，后则危也。为父母者，其审诸。

世德按：此明小儿疳深之病因，致生睫闭、脓流等证，并明升阳降阴之治也。条中委曲详尽，毋庸更赘。

---

① 善：十六种本、东溪本作"易"。

② 誓誓（sī 斯）：即"嘶嘶"，象声词。

③ 泽泻：嘉靖本、十六种本均作"泻湿"，据施广的歌括所载正是"茯苓泻湿汤"，另卷下目录及卷下正文有"茯苓燥湿汤"，故"泻湿"当是。

卷　下

君臣佐使逆从反正说

君为主，臣为辅，佐为助，使为用，置方之原也。逆则攻，从则顺，反则异，正则宜，治病之法也。必热必寒，必散必收者，君之主也。不宣不明，不授不行者，臣之辅也。能受能令，能合能力者，佐之助也。或击或发，或劫或开者，使之用也。破寒必热，逐热必寒，去燥必濡，除湿必泄者，逆则攻也。治惊须平，治损须温，治留须收，治坚须溃者，从则顺也。热病用寒药，而导寒攻热者必热。阳明病发热，大便硬者，大承气汤，酒制大黄热服之类也。寒病用热药，而导热去寒者必寒。少阴病下利，服附子、干姜不止者，白通汤加人尿、猪胆之类也。塞病用通药，而导通除塞者必塞。胸满烦惊，小便不利者，柴胡加龙骨牡蛎汤之类也。通病用塞药，而导塞止通者必通。太阳中风下利，心下痞硬者，十枣汤之类也，反则异也。治远以大，治近以小，治主以缓，治客以急，正则宜也。《至真要大论》曰："辛甘发散为阳，酸苦涌泄为阴，咸味涌泄为阴，淡味渗泄为阳。六者或收或散，或缓或急，或燥或湿，或软或坚。所以利而行之，调其气，使其平。"故味之薄者，为阴中之阳，味薄则通，酸苦咸平是也。气之厚者，为阳中之阳，气厚则热，辛甘湿热是也。气之薄者，为阳中之阴，气薄则发泄，辛甘淡平寒凉是也。味之厚者，为阴中之阴，味厚则泄，酸苦咸寒是也。《易》曰："同声相应，同气相求。水流湿，火就燥。云从龙，风从虎。圣人作而万物睹，本乎天者亲上，本乎地者亲下，则各从其类也①。"故置方治病如后。

芍药清肝散方 治眵多眊燥②，紧涩羞明，赤脉贯睛，脏腑秘结者。

白术三分　川芎三分　防风三分　甘草二分半，炙　荆芥二分半　桔梗三分　羌活三分　芍药二分半　柴胡二分　前胡二分半　薄荷二分半　黄芩二分半　山栀二分　知母二分　滑石三分　大黄四分　芒硝三分半　石膏三分

共十八味，通③㕮咀。都作一服，水二钟，煎至一钟，食后热服。

上方，为治淫热反克而作也。风热不制之病，热甚大便硬者，从权用之。盖苦寒之药也，苦寒败胃，故先以白术之甘温，甘草之甘平，主胃气为君；次以川芎、防风、荆芥、桔梗、羌活之辛温，升散清利为臣；又以芍药、前胡、柴胡之微苦，薄荷、黄芩、山栀之微苦寒，且导且攻为佐；终以知母、滑石、石膏之苦寒，大黄、芒硝之大苦寒，祛逐淫热为使。大便不硬者，减大黄、芒硝，此逆则攻之治法也。大热服者，反治也。

通气利中丸 治证上同。

白术一两　白芷半两　羌活半两　黄芩一两半　滑石一两半，取末另入　大黄二两半　牵牛两半④，取末

除滑石、牵牛另研极细末外，余合为细末，入上药和匀，滴水为丸，如桐子大。每服三十丸，加至百丸，食后临睡，茶汤送下。

---

① 同声相应……则各从其类也：语出《周易·乾·文言》。
② 燥：东溪本作"臊"。
③ 通：十六种本、东溪本作"统"。
④ 两半：即一两半。

上方，以白术苦甘温，除胃中热为君；白芷辛温解利，羌活苦甘平微温，通利诸节为臣；黄芩微苦寒，疗热滋化，滑石甘寒，滑利小便，以分清浊为佐；大黄苦寒，通大便，泻诸实热，牵牛苦寒①，利大便，除风毒为使，逆攻之法也。风热不制之病，热甚而大便硬者，亦可兼用。然牵牛有毒，非神农药，今与大黄并用者，取其性猛烈而快也。大抵不宜久用，久用伤元气，盖从权之药也，量虚实加减。

黄连天花粉丸　治同前。

黄连一两　天花粉四两　菊花一两　川芎一两　薄荷一两　连翘二两　黄芩四两　栀子四两　黄柏六两

为细末，滴水为丸，如梧桐子大。每服五十丸，加至百丸，食后、临睡茶汤下。

上方，为淫热反克，脏腑不秘结者作也。风热不制之病，稍热者亦可服。以黄连、天花粉之苦寒为君；菊花之苦甘平为臣；川芎之辛温，薄荷之辛苦为佐；连翘、黄芩之苦微寒，黄柏、栀子之苦寒为使。合之则除热清利，治目赤肿痛。

黄连炉甘石散　治眼眶破烂，畏日羞明。余治上同。

炉甘石一斤　黄连四两　龙脑量入

先以炉甘石置巨火中，煅②通红为度。另以黄连，用水一碗磁器盛贮，纳黄连于水内，却以通红炉甘石淬七次。就以所贮磁器置日中晒干，然后同黄连研为细末。欲用时，以一二两再研极细，旋量入龙脑，每用少许，井花水调如稠糊，临睡以箸

---

① 苦寒：嘉靖本、十六种本、东溪本在"苦寒"后均有"一说味辛"。

② 煅：原作"煅"，据嘉靖本改。下同。

头蘸敷破烂处。不破烂者，点眼内眦、锐眦尤佳。不宜使入眼内。

上方，以炉甘石收湿除烂为君，黄连苦寒为佐，龙脑去热毒为使。诸目病者俱可用。病宜者治病，不宜者无害也。奇经客邪之病，量加朴硝泡汤，滴眼瘀肉黄赤脂上。

龙脑黄连膏　治目中赤脉如火，溜热①炙人。余治上同。

黄连半斤　龙脑一钱

先剉黄连令碎，以水三大碗，贮瓷器内，入黄连于中，用文武火慢熬成大半碗，滤去滓，入薄磁碗内，重汤顿成膏半盏许，龙脑以一钱为率，用则旋量入之，以箸头点入眼内，不拘时。

上方，以黄连治目痛，解诸毒为君，龙脑去热毒为臣，乃君臣药也。诸目痛者俱宜用。

蕤仁春雪膏　治红赤羞明，眵䁾痒痛，沙涩。

蕤仁四钱，去油　龙脑五分

先以蕤仁研细，入龙脑和匀，用生好真蜜一钱二分，再研调匀，每用箸头点内眦、锐眦。

上方，以龙脑除热毒为君，生蜜解毒和百药为臣，蕤仁去暴热，治目痛为使。此药与黄连炉甘石散、龙脑黄连膏子并用。

㗜鼻碧云散　治肿胀红赤，昏暗羞明，隐涩疼痛，风痒鼻塞，头痛脑酸，外翳攀睛，眵泪稠黏。

鹅不食草二钱　青黛一钱　川芎一钱

为细末。先噙水满口，每用如米许，㗜入鼻内，以泪出为度，不拘时候。

---

①　溜热：非常热。溜，非常。

上方，以鹅不食草解毒为君，青黛去热为佐，川芎大辛，除邪破留为使，升透之药也。大抵如开锅盖法，常欲使邪毒不闭，令有出路。然力少而锐，嗜之随效，宜常嗜以聚其力。诸目病俱可用。

羌活胜风汤 治眵多眵矂，紧涩羞明，赤脉贯睛，头痛鼻塞，肿胀涕泪，脑巅沉重，眉骨酸疼，外翳如云雾、丝缕、秤星、螺盖。

白术五分　枳壳　羌活　川芎　白芷　独活　防风　前胡　桔梗　薄荷各四分　荆芥　甘草各三分　柴胡七分　黄芩五分

作一服，水二盏，煎一盏，去滓热服。

上方，为风热不制而作也。夫窍不利者，皆脾胃不足之证。故先以白术、枳壳调治胃气为君；羌活、川芎、白芷、独活、防风、前胡诸治风药，皆主升发为臣；桔梗除寒热，薄荷、荆芥清利上焦，甘草和百药为佐；柴胡解热，行少阳厥阴经，黄芩疗上热，主目中赤肿为使。又治伤寒愈后之病。热服者，热性炎上，令在上散，不令流下也。生翳者，随翳所见经络加药。翳凡自内眦而出者，加蔓荆子治太阳经，加苍术去小肠膀胱之湿，内眦者，手太阳足太阳之属也。自锐眦而入客主人斜下者，加龙胆草，为胆草味苦，与胆味合，少加人参，益三焦之气，加藁本，乃太阳经风药，锐眦客主人者，足少阳手少阳手太阳之属也。凡自目系而下者，倍加柴胡行肝气，加黄连泻心火，目系者，足厥阴手少阴之属也。自抵过而上者，加木通导小肠中热，五味子酸以收敛，抵过者，手太阳之属也。

杏仁龙胆草泡散 治风上攻，眵矂赤痒。

龙胆草　当归尾　黄连　滑石另研取末　杏仁去皮尖　赤芍药各一钱

以白沸汤①泡顿蘸洗，冷热任意，不拘时候。

上方，以龙胆草、黄连苦寒去热毒为君；当归尾行血，杏仁润燥为佐；滑石甘寒泄气，赤芍药苦酸除痒为使。惟风痒者可用。

柴胡复生汤 治红赤羞明，泪多眵少，脑巅沉重，睛珠痛应太阳，眼睫无力，常欲垂闭，不敢久视，久视则酸疼，翳陷下，所陷者或圆或方，或长或短，如缕如锥如凿。

藁本三分② 　川芎三分半 　白芍药四分 　蔓荆子三分半 　羌活三分半 　独活三分半 　白芷三分半 　柴胡六分 　炙草四分 　薄荷四分 桔梗四分 　五味子二十粒 　苍术 　茯苓 　黄芩各五分

作一服，水二盏，煎至一盏，去滓，食后热服。

上方，以藁本、蔓荆子为君，升发阳气也；川芎、白芍药、羌活、独活、白芷、柴胡为臣，和血补血疗风，行厥阴经也；甘草、五味子为佐，为协诸药，敛藏气也；薄荷、桔梗、苍术、茯苓、黄芩为使，为清利除热去湿，分上下，实脾胃二土，疗目中赤肿也。此病起自七情五贼、劳役饥饱，故使生意下陷，不能上升。今主以群队升发，辅以和血补血，导入本经，助以相协收敛，用以清利除热，实脾胃，如此为治，理可推也。睛珠痛甚者，当归养荣汤主之。

当归养荣汤 治睛珠痛甚不可忍。余治并同上。

防风七分半 　白芷七分半 　白芍药一钱 　熟地黄一钱 　当归一钱 　川芎一钱 　羌活七分半

作一服，水二盏，煎至一盏，去滓，食后热服。

上方，以七情五贼、劳役饥饱重伤脾胃。脾胃者，多血多

---

① 白沸汤："白"疑为"百"，形音近而误。"百沸汤"即久沸的开水。
② 三分：嘉靖本、十六种本、东溪本"三分"后均有"半"字。

气之所。脾胃受伤，则血亦病。血养睛，睛珠属肾，今生意已不升发，又复血虚不能养睛，故睛痛甚不可忍。以防风升发生意，白芷解利，引入胃经为君；白芍药止痛益气通血，承接上下为臣；熟地黄补肾水真阴为佐；当归、川芎行血补血，羌活除风，引入少阴经为使。血为邪胜，睛珠痛者，及亡血过多之病，俱宜服也。服此药后，睛痛虽除，眼睫无力，常欲垂闭不减者，助阳活血汤主之。

助阳活血汤　治眼睫无力，欲①垂闭。余治同上。

黄芪五分　炙草五分　当归五分　白芷四分　蔓荆子四分　防风五分　升麻七分　柴胡七分

作一服，水二盏，煎至一盏，去渣，稍热服。

上方，以黄芪治虚劳，甘草补元气为君；当归和血补血为臣；白芷、蔓荆子、防风主疗风，升阳气为佐；升麻导入足阳明、足太阴脾胃，柴胡引至足厥阴肝经为使。心火乘金，水衰反制者，亦宜服也。有热者，兼服黄连羊肝丸。

黄连羊肝丸　治目中赤脉红甚，眵多。余治同上。

黄连一两②　白羯羊肝一个

先以黄连研为细末，将羊肝以竹刀刮下如糊，除去筋膜，入擂盆③中，研细，入黄连末为丸，如梧桐子大。每服三五十丸，加至七八十丸，茶清汤下。

上方，以黄连除热毒明目为君；以羊肝，肝与肝合，引入肝经为使。不用铁与刀者，忌铁器也。金克木，肝乃木也。一有金气，肝则畏而不受。盖专治肝经之药，非与群队者比也。

---

① 欲：嘉靖本、东溪本、十六种本此前均有"常"字。

② 一两：原本无，据十六种本补。

③ 擂盆：研物用的盆子。擂，研磨。

肝受邪者，并皆治之。睛痛者，加当归。

决明益阴丸 治畏日恶火，沙涩难开，眵泪俱多，久病亦不痊者，并皆疗之。余治同上。

羌活五钱 独活五钱 黄连一两，酒制 防风五钱 黄芩一两 归尾五钱，酒制 甘草五钱，炙 黄柏一两 知母一两 石决明三钱，煅 草决明一两 五味子五钱

为末，炼蜜丸，桐子大。每服五十丸，加至百丸，茶汤下。

上方，以羌活、独活升清阳为君；黄连去热毒，当归尾行血，五味子收敛为臣；石决明明目磨障，草决明益肾疗盲，防风散邪①祛风，黄芩去目中赤肿为佐；甘草相②和诸药，黄柏助肾水，知母泻相火为使。此盖益水抑火之药也。内急外弛之病，并皆服之。

川芎行经散 治目中青黡，如物伤状，重者白睛如血贯。

枳壳六分 炙草六分 白芷四分 防风四分 荆芥四分 薄荷四分 独活四分 川芎六分 当归六分 红花少许 柴胡六分 茯苓三分 蔓荆子四分 羌活四分 桔梗五分

作一服，水二盏，煎至一盏，去渣，大热服，食后。

上方，以枳壳、甘草和胃气为君；白芷、防风、荆芥、薄荷、独活疗风邪，升胃气为臣；川芎、当归、红花行滞血，柴胡去结气，茯苓分利除湿为佐；蔓荆子、羌活引入太阳经，桔梗利五脏为使。则胃脉调，小肠、膀胱皆邪去凝行也。见热者，以消凝大丸子主之。

消凝大丸子 治证同上。或有眵泪沙涩者，并皆疗之。

---

① 邪：嘉靖本作"滞"。
② 相：东溪本作"协"。

川芎　当归各七钱　防风　荆芥　羌活　藁本　薄荷各半两
桔梗七钱　甘草①七钱　滑石　石膏　白术　黄芩　山栀各一两
连翘　菊花各七钱

先将滑石、石膏另研，余作细末，和匀，炼蜜为剂，每剂
一两，分八丸。每服一丸，或二丸，茶汤嚼下。

上方，消凝滞药也。君以川芎、当归，治血和血；臣以羌
活、防风、荆芥、藁本、薄荷、桔梗，疗风散邪，引入手足太
阳经；佐以白术、甘草、滑石、石膏，调补胃虚，通泄滞气，
除足阳明经热；使以黄芩、山栀、连翘、菊花，去热除烦。淫
热反克，风热不制者，俱宜服也。

千金磁朱丸　治神水宽大渐散，昏如雾露中行，渐睹空中
有黑花，渐睹物成二体，久则光不收及内障，神水淡绿色、淡
白色者。

磁石二两，吸针者　辰砂一两　神曲四两

先以磁石置巨火中煅，醋淬七次，晒干另研极细二两，辰
砂另研极细一两，生神曲末三两，与前药和匀，更以神曲末一
两，水和作饼，煮浮为度，投入前药，炼蜜为丸，如梧桐子大。
每服一十丸，加至三十丸，空心饭汤下。

上方，以磁石辛咸寒镇坠肾经为君，令神水不外移也；辰
砂微甘寒镇坠心经为臣，肝其母，此子能令母实也，肝实则目
明；神曲辛甘温，化脾胃中宿食为佐，生用者，发其生气，熟
用者，敛其暴气也。服药后，俯视不见，仰视渐睹星月者，此
其效也。亦治心火乘金，水衰反制之病。久病复②发者，服之

---

① 甘草：嘉靖本此后有"炙"。
② 复：嘉靖本、十六种本、东溪本均作"累"，据上下文意，义胜。

则永不更作。空心服此，午前更以石斛夜光丸主之。

石斛夜光丸 治证上同。

天门冬焙① 人参 茯苓各二两 五味半两，炒 干菊花七钱 麦门冬一两 熟地黄一两 菟丝子七钱，酒浸 干山药 枸杞七钱 牛膝七钱半，浸 杏仁七钱半，去皮尖 生地黄一两 蒺藜 石斛 苁蓉 川芎 炙草 枳殻麸炒 青葙子 防风 黄连各半两 草决明八钱 乌犀半两，镑② 羚羊角半两，镑

为细末，炼蜜丸，桐子大。每服三五十丸，温酒盐汤任下。

上方，羡补药也，补上治下，利以缓，利以久，不利以速也。故君以天门冬、人参、菟丝子之通肾安神，强阴填精也；臣以五味子、麦门冬、杏仁、茯苓、枸杞子、牛膝、生熟地黄之敛气除湿，凉血补血也；佐以甘菊花、蒺藜、石斛、肉苁蓉、川芎、甘草、枳壳、山药、青葙子之疗风治虚，益气祛毒也；使以防风、黄连、草决明、羚羊角、生乌犀之散滞泄热，解结明目也。阴弱不能配阳之病，并宜服之。此从则顺之治法也。

益阴补气丸 治证上同。

熟地黄三两 归尾半两，酒制 牡丹皮 五味子 干山药各半两 茯苓 泽泻各二钱五分 生地黄四两，酒制，炒 山茱萸半两 柴胡半两

为末，炼蜜丸，如桐子大，水飞辰砂为衣。每服五七十丸，空心，淡盐汤下。

上方，壮水之主，以镇阳光。气为怒伤，散而不聚也，气病血亦病也。肝得血而后能视，又目为心之窍，心主血，故以

---

① 焙（bèi 被）：用微火烘烤。

② 镑（pāng 滂）：削。

熟地黄补血衰，当归尾行血，牡丹皮治积血为君；茯苓和中益真气，泽泻除湿泻邪气，生地黄补肾水真阴为臣；五味子补五脏，干山药平气和胃为佐；山茱萸强阴益精通九窍，柴胡引入厥阴经为使。蜜剂者，欲泥膈难下也。辰砂为衣者，为通于心也。然必兼千金磁朱丸服之，庶易为效。

滋阴地黄丸　治证上同。眵多眊躁者，并皆治之。

黄连一两　黄芩半两　归身半两，酒制　生地黄半两①，酒制

熟地黄半两　五味子三钱　人参二钱　天门冬三钱，焙　炙草三钱

地骨皮二钱　枳壳三钱　柴胡三钱

为细末，炼蜜丸，如桐子。每服百丸，食后茶汤下，日三服。

上方，治主以缓，缓则治其本也。以黄连、黄芩，苦寒除邪气之盛为君；当归身辛温，生熟地黄苦甘寒，养血凉血为臣；五味子酸寒，体轻浮上，收神水之散大，人参、甘草、地骨皮、天门冬、枳壳苦甘寒，泻热补气为佐；柴胡引用为使也。亡血过多之病，有热者，亦宜服。

防风散结汤　治目上下睑隐起肉疣，用手法除病后服之。

防风　羌活　白芍药　归尾各五分　红花　苏木各少许　茯

苓　苍术　独活　前胡　黄芩各五分　炙草　防己各六分②

作一服，水二盏，煎至一盏，热服，渣再煎。

上方，以防风、羌活，升发阳气为君；白芍药、当归尾、红花、苏木，破凝行血为臣；茯苓泻邪气，苍术去上湿，前胡利五脏，独活除风邪，黄芩疗热滋化为佐；甘草和诸药，防己

---

① 半两：嘉靖本作"一两半"。

② 各六分：原本无，据十六种本补。

行十二经为使。病在上睫者，加黄连、柴胡，以其手少阴足厥阴受邪也；病在下睫者，加藁本、蔓荆子，以其手太阳受邪也。

竹叶泻经汤 治眼目隐涩，稍觉眊矂，视物微昏，内眦开窍如针，目痛，按之浸浸①脓出。

柴胡　栀子　羌活　升麻　炙草各五分　赤芍药　草决明茯苓各四分　车前子四分　黄芩六分　黄连五分　大黄五分　青竹叶十一②片　泽泻四分

作一服，水二盏，煎至一盏，食后，稍热服。

上方，逆攻者也。先以行足厥阴肝、足太阳膀胱之药为君，柴胡、羌活是也；二经生意，皆总于脾胃，以调足太阴足阳明之药为臣，升麻、甘草是也；肝经多血，以通顺血脉，除肝邪之药，膀胱经多湿，以利小便，除膀胱湿之药为佐，赤芍药、草决明、泽泻、茯苓、车前子是也；总破其积热者，必攻必开，必利必除之药为使，栀子、黄连、黄芩、大黄、竹叶是也。

蜜剂解毒丸 治证上同。

杏仁二两，去皮尖，另研　山栀一十两，末　石蜜一斤，炼　大黄五两，末

蜜丸，如梧桐子大。每服三十丸，加至百丸，茶汤下。

上方，以杏仁甘润治燥为君，为燥为热之原也；山栀子微苦寒治烦为臣，为烦为热所产也；石蜜甘平温，安五脏为佐，为其解毒除邪也；大黄苦寒，性走不守，泻诸实热为使，为攻其积，不令其重叠不解也。

决明夜灵散 治目至夜则昏，虽有灯月，亦不能视。

石决明二钱，另研　夜明沙二钱，另研　猪肝一两，生用，不食猪

---

① 浸浸：水液渗出貌。此指脓液渗出的样子。

② 十一：嘉靖本作"一十"。

者，以白羖羊肝代之

二药末和匀，以竹刀切肝作二片，以上药铺于一片肝上，以一片合之，用麻皮缠定，勿令药得泄出。淘米泔水一大碗，贮沙罐内，不犯铁器，入肝药于中，煮至小半碗，临睡，连肝药汁服之。

上方，以决明镇肾经益精为君，夜明沙升阳主夜明为臣，米泔水主脾胃为佐，肝与肝合，引入肝经为使。

冲和养胃汤　治内障初起，视觉微昏，空中有黑花，神水变淡绿色。次则视岐，睹一成二，神水变淡白色。久则不睹，神水变纯白色。

柴胡七钱　人参一两　当归一两，酒浸　五味子二钱　白芍药六钱　白茯苓三钱　羌活一两半　炙草一两　防风半两　黄芪一两半　白术一两　升麻一两　葛根一两　干生姜一钱

每服六钱，水三盏，煎至二盏，入黄芩、黄连各一钱，再煎至一盏，去滓，稍热，食后服。

上方，因肝木不平，内挟心火，故以柴胡平肝，人参开心，黄连泻心火为君；酒制当归荣百脉，五味敛百脉之沸，心包络主血，白芍药顺血脉、散恶血为臣；白茯苓泻膀胱之湿，羌活清利小肠之邪，甘草补三焦，防风升胆之降为佐；阴阳皆总于脾胃，黄芪补脾胃，白术健脾胃，升麻、葛根行脾胃之经，黄芩退壮火，干生姜入壮火为导为使。此方逆攻、从顺、反异、正宜俱备。

益气聪明汤　治证上同。并治耳聋耳鸣。

黄芪半分　人参半分　甘草五分，炙　升麻三分　葛根三钱　蔓荆子钱半　芍药一钱　黄柏一钱，酒炒

每服四钱，水二盏，煎至一盏，去渣，临睡热服，五更再

煎服。

上方，以黄芪、人参之甘温，治虚劳为君；甘草之甘平，承接和协，升麻之苦平微寒，行手阳明足阳明足太阴之经为臣；葛根之甘平，蔓荆子之辛温，皆能升发为佐；芍药之酸微寒，补中焦，顺血脉，黄柏之苦寒，治肾水膀胱之不足为使。酒制又炒者，因热用也，或有热，可渐加黄柏，春夏加之，盛暑倍加之，加多则不效，脾胃虚者去之。热倍此者，泻热黄连汤主之。

泻热黄连汤　治内障，症同上，有眵泪眊矂。

黄芩一两，酒炒　黄连一两，酒洗　柴胡一两，酒炒　生地黄一两，酒洗　升麻半两　龙胆草三钱

每服三钱，水二盏，煎至一盏，去滓，午食前热服。午后服之，则阳逆不行。临睡休服，为反助阴也。

上方，治主治客之剂也。治主者，升麻主脾胃，柴胡行肝经为君；生地黄凉血为臣，为阳明太阴厥阴多血故也；治客者，黄连、黄芩，皆疗湿热为佐；龙胆草专除眼中诸疾为使，为诸湿热俱从外来为客也。

还阴救苦汤　治目久病，白睛微变青色，黑睛稍带白色，黑白之间，赤环如带，谓之抱轮红，视物不明，昏如雾露中，睛白高低不平，其色如死，甚不光泽，口干舌苦，眵多羞涩，上焦应有热邪。

升麻半两　苍术半两　甘草半两，炙　柴胡半两　防风半两　羌活半两　细辛二钱　藁本四钱　川芎一两　桔梗半两　红花一钱　归尾七钱①　黄连　黄芩　黄柏　知母　生地黄　连翘各半两

---

① 七钱：原本无，据嘉靖本、十六种本、东溪本补。

龙胆草三钱

每服七钱，水二盏，煎至一盏，去滓，热服。

上方①，以升麻、苍术、甘草，诸主元气为君，为损者温之也；以防风、柴胡、羌活、细辛、藁本，诸升阳化滞为臣，为结者散之也；以川芎、桔梗、红花、当归尾，诸补行血脉为佐，为留者行之也；以黄连、黄芩、黄柏、知母、连翘、生地黄、龙胆草，诸去除热邪为使，为客者除之也。奇经客邪之病，强阳搏实阴之病，服此亦具验。

菊花决明散 治症上同。

草决明 石决明东流水煮一伏时②，另研极细入药 木贼草 防风 羌活 蔓荆子 甘菊花 甘草炙 川芎 石膏另研极细入药 黄芩各半两

为细末。每服二钱，水盏半，煎八分，连末服，食后。

上方，以明目除翳为君者，草决明、石决明、木贼草也；以散风升阳为臣者，防风、羌活、蔓荆子、甘菊花也；以和气顺血为佐者，甘草、川芎也；以疗除邪热为使者，黄芩、石膏也。内急外弛之病，亦宜其治。

神验锦鸠丸 治症上同。兼口干舌苦，眵多羞涩，上焦邪热。

甘菊花半两 草决明三两 蕤仁三两，去皮 牡蛎半两，洗，火煅，粉 黄连 蒺藜五两，炒，去尖 防风五两 羌活三两 细辛五两 瞿麦三两 白苓③四两 肉桂二两 斑鸠一个，跌死，去皮毛肠嘴

---

① 上方：原本作"方右"，据嘉靖本、东溪本、十六种本改。

② 一伏时：当为"一复时"，即一个对时，子时到子时，丑时到丑时，十二个时辰，二十四小时。

③ 白苓：嘉靖本、十六种本作"白茯苓"，当是。

爪，文武火连骨炙干　羖羊肝一个，竹刀薄批，炙令焦，忌用铁刀　蔓菁子二升，淘净，绢袋盛，甑①蒸一伏时，晒干

为细末，炼蜜为剂，杵②五百下，丸③如桐子大。每服二十丸，加至三五十丸，空心，温汤下。

上方，以甘菊花、草决明主明目为君；以蕤仁、牡蛎、黄连、蒺藜除湿热为臣；以防风、羌活、细辛之升上，瞿麦、茯苓之分下为佐；以斑鸠补肾，羊肝补肝，肉桂导群药入热邪为使。此方制之大者也，肾肝位远，服汤药散不厌频多之义也。

万应蝉花散　治证同上。

蝉蜕半两，去土④　蛇蜕三钱，炙　川芎　防风　羌活　炙草各一两　苍术四两　赤芍药三两　当归一两　白茯苓一两　石决明两半，东流水煮一伏，另研极细

为细末。每服二钱，食后临卧时，浓米泔调下，热茶清亦可。

上方，制之复⑤者也。奇之不去则偶之，是为重方也。今用蝉蜕，又用蛇蜕者，取其重蜕之义，以除翳为君也；川芎、防风、羌活皆能清利头目为臣也；甘草、苍术通主脾胃，又脾胃多气多血，故用赤芍药补气，当归补血为佐也；石决明镇坠肾水，益精还阴，白茯苓分阴阳上下为使也。亦治奇经客邪之病。

黄芪防风饮子　治眼棱紧急，以致倒睫拳毛，损睛生翳，

---

① 甑（zèng 赠）：蒸食炊器。
② 杵（chǔ 楚）：本指春米、捣衣、筑土的棒槌，此指捣。
③ 丸：用如动词，搓成丸子。
④ 土：原本作"上"，据嘉靖本、东溪本改。
⑤ 复：嘉靖本、东溪本、十六种本作"服"。

及上下睑眦赤烂，羞涩难开，眵泪稠黏。

蔓荆子五分　细辛二分　葛根一钱半　炙草一钱　黄芪一钱
防风一钱　黄芩五分

作一服，水二盏，煎至一盏，去滓，大热服。

上方，以蔓荆子、细辛为君，除手太阳手少阴之邪，肝为二经之母，子平母平，此实则泻其子也；以甘草、葛根为臣，治足太阴足阳明之弱，肺为二经之子，母薄子单，此虚则补其母也；黄芪实毛皮①，防风散滞气，用之以为佐；黄芩疗湿热，去目中赤肿，为之使也。

无比蔓荆子汤　治证上同。

黄芪一钱　人参一钱　黄连七分　柴胡七分　蔓荆子五分　当归五分　葛根五分　防风五分　生草一钱　细辛叶五分②

作一服，水二盏，煎至一盏，去滓，稍热服。

上方，为肺气虚耶，黄芪、人参实之，为君；心受邪耶，黄连除之，肝受邪耶，柴胡除之，小肠受邪耶，蔓荆子除之，为臣；当归和血，葛根解除，为佐；防风疗风散滞，生甘草大泻热火，细辛利九窍，用叶者，取其升上之意为使也。

拨云退翳丸　治阳跷受邪，内眦即生赤脉缕缕，根生瘀肉，瘀肉生黄赤脂，脂横侵黑睛，渐蚀神水，锐眦亦然，俗名攀睛。

川芎一两五钱　菊花一两　蔓荆子二两　蝉蜕一两③　蛇蜕三钱，炙　密蒙花二两　薄荷叶半两　木贼草二两，去节　荆芥穗一两　黄连半两　楮桃仁一两④　地骨皮一两　天花粉六钱　炙草三钱

---

① 毛皮：嘉靖本、十六种本作"皮毛"。
② 五分：嘉靖本作"三分"。
③ 一两：嘉靖本、东溪本作"半两"。
④ 一两：嘉靖本、东溪本作"半两"。

当归两半　川椒皮一钱　白蒺藜一两半，去刺，炒

为细末，炼蜜成剂，每两作八丸。每服一丸，食后临睡，细嚼，茶清下。

上方，为奇经客邪而作也。《八十一难经》曰："阳跷脉者，起于跟中，循外踝上行，入风池①。"风池者，脑户也。故以川芎治风入脑，以菊花治四肢游风，一疗其上，一平其下为君；蔓荆子除手太阴之邪，蝉蜕、蛇蜕、木贼草、密蒙花除郁为臣；薄荷叶、荆芥穗、白蒺藜诸疗风者，清其上也，楮桃仁、地骨皮诸通小便者，利其下也为佐；黄连除胃中热，天花粉除肠中热，甘草和协百药，川椒皮利五脏明目，诸所病处血亦病，故复以当归和血为使也。

栀子胜奇散　治症同上，并有眵泪，羞涩难开。

蛇蜕　草决明　川芎　荆芥穗　蒺藜②　谷精草　菊花防风　羌活　密蒙花　甘草炙　蔓荆子　木贼草　山栀子　黄芩各三③分

为细末，每服二钱，食后临睡，热茶清④下。

上方，以蛇蜕之咸寒，草决明之咸苦，为味薄者通，通者通其经络也。川芎、荆芥穗之辛温，白蒺藜、谷精草之苦辛温，菊花之苦甘平，防风之甘辛为臣，为气辛者发热，发热者升其阳也。羌活之苦甘温，密蒙花之甘微寒，甘草之甘平，蔓荆子之辛微寒为佐，为气薄者发泄，发泄者清利其诸关节也。以木

---

① 阳跷脉者……入风池：语出《难经·二十八难》。
② 蒺藜：嘉靖本、东溪本、十六种本此后有"炒"。
③ 三：嘉靖本、东溪本作"等"，当是。
④ 清：嘉靖本、十六种本此后有"调"。

贼草之甘微苦，山栀子、黄芩之微苦寒为使，为味厚者泄，泄者，攻其壅滞有余也。

磨障灵光膏 治症上同。

黄连一两，剉如豆大，童便浸一宿，晒干为末 黄丹三两，水飞 当归二钱，取细末 麝香五分，另研末 乳香五分，另研末 轻粉一钱，另研 硇砂一钱，另研 白丁香一钱，取末 龙脑少许，末 海螵蛸一钱，取末 炉甘石六两，另以一两黄连，剉，置水中，烧炉甘石通红，淬七次

先用好白沙蜜一十两，或银器沙锅内，熬五七沸，以净纸搭去腊面，除黄丹外，下余药，用柳木搅匀，次下黄丹再搅，慢火徐徐搅至紫色，却将乳香、麝香、轻粉、硇砂和匀，入上药内，以不粘手为度，急丸如皂角刺大，以纸裹之。每用一丸，新汲水化开，旋入龙脑少许，时时点翳上。

上方，以黄连去邪热，主明目为君；以黄丹除热除毒，炉甘石疗湿收散为臣；以当归和血脉，麝香、乳香诸香通气，轻粉杀疮为佐；以硇砂之能消，海螵蛸之磨翳，白丁香之主病不移，龙脑之除赤脉去外障为使也。

消翳复明膏 治症上同。

黄丹四两，水飞 青盐一两，另研 白沙蜜一斤 诃子八个，去核，取末 海螵蛸三钱，取末

先将蜜熬数沸，净纸搭去腊面，却下黄丹，用棍搅匀，旋下余药，将至紫色取出。

黄连十两 蕤仁半两 木贼草一两 龙胆草二两 杏仁七十五个，去皮尖

通入瓷器内，水一斗浸之，春秋五日，夏三日，冬十日。入锅内，文武火熬至小半升，滤去渣，重汤炖成膏子，却入前

药熬之，搅成紫色，入龙脑一钱。每用少许，点上，药干，净水化开用。

上方，以黄连为君，为疗邪热也；蕤仁、杏仁、龙胆草为臣，为除赤痛，润烦燥，解热毒也；黄丹、青盐、龙脑、白沙蜜为佐，为收湿烂，益肾气，疗赤肿，和百药也；诃子、海螵蛸、木贼草为使，为涩则不移，消障磨翳也。

除风益损汤　治目为物伤者。

熟地黄　当归　白芍药　川芎各一钱　藁本　前胡　防风各七分

作一服，水二盏，煎至一盏，去滓，大热服。

上方，以熟地黄补肾水为君，黑睛为肾之子，此虚则补其母也；以当归补血，为目为血所养，今伤则血病，白芍药补血又补气，为血病气亦病也为臣；川芎治血虚头痛，藁本通血去头风为佐；前胡、防风通疗风邪，俾不凝留为使。兼治亡血过多之病。伤于眉骨者，病自目系而下，以其手少阴有隙也，加黄连疗之。伤于頄①者，病自抵过而上。伤于耳者，病自锐眦②而入，以其手太阳有隙也，加柴胡疗之。伤于额交巅耳上角及脑者，病自内眦而入，以其足太阳有隙也，加苍术疗之。伤于耳后、耳角、耳前者，病自客主人斜下，伤于颊者，病自锐眦而入，以其足少阳有隙也，加龙胆草疗之。伤于额角及巅者，病自目系而下，以其足厥阴有隙也，加五味子疗之。凡伤甚者，从权倍加大黄，泻其败血。眵多泪多，羞涩赤肿者，加黄芩疗之。

加减地黄丸　治症上同。

---

① 頄（chū出）：颧骨。
② 眦：原本作"皆"，据十六种本改。

生地黄半斤　熟地黄半斤　牛膝　当归各三两　枳壳二两　杏仁一两　羌活　防风各一两

为细末，炼蜜为丸，如桐子大。每服三十丸，空心食前，温酒送下，淡盐汤亦可。

上方，以地黄补肾水真阴为君，夫肾水不足者，相火必盛，故生熟地黄退相火也；牛膝逐败血，当归益新血为臣；麸炒枳壳和胃气，谓胃为多血生血之所，是补其原，杏仁润燥，谓血少生燥为佐；羌活、防风，俱升发清利，大除风邪为使，七情五贼、饥饱劳役之病。睛痛者，与当归养荣汤兼服；伤寒愈后之病，及血少血虚血亡之病，俱宜服也。

人参补阳汤　治伤寒余邪不散，上走空窍，其病隐涩赤胀，生翳羞明，头痛骨痛。

羌活　独活各六分　白芍药　生地黄　泽泻各三分　人参白术　茯苓　黄芪　炙草　当归各四分　柴胡　防风各五分　熟地黄四分，酒洗，炒①

作一服，水二盏，煎至一盏，去渣热服。

上方，分利阴阳、升降上下之药也。羌活、独活为君者②，导阳之升也。茯苓、泽泻为臣者，导阴之降也；人参、白术大补脾胃，内盛则邪自不容，黄芪、防风大实皮毛，外密则邪自不入，为之佐也；当归、熟地黄俱生血，谓目得血而能视，生地黄补肾水，谓神水属肾，白芍药理气，柴胡行经，甘草和百药，为之使也。

抑阳酒连散　治神水紧小，渐如菜子许，及神水外围相类

---

① 炒：嘉靖本作"焙"。
② 者：据嘉靖本、东溪本及上下文例补。

虫蚀者，然皆能睹物不昏，微有眊瞴羞涩之证。

生地黄　独活　黄柏　防风　知母各三分　蔓荆子　前胡
羌活　白芷　生草各四分　黄芩酒制　寒水石　栀子各五分　黄连
五分,酒制　防己三分

作一服，水二盏，煎至一盏，去滓，大热服。

上方，抑阳缓阴之药也。以生地黄补肾水真阴为君；独活、
黄柏、知母俱益肾水为臣；蔓荆子、羌活、防风、白芷群队升
阳之药为佐者，谓既抑之，令其分而更不相犯也；生甘草、黄
芩、栀子、寒水石、防己、黄连不走之药为使者，惟欲抑之，
不欲祛除也。诸用酒制者，为引导也。

当归补血汤　治男子衄血便血，妇人产后崩漏，亡血过多，
致睛珠疼痛，不能视物，羞明酸涩，眼睫无力，眉骨太阳，俱
各酸痛。

熟地黄　当归各六分　川芎　牛膝　白芍药　炙草　白术
防风各五分　地黄①四分　天门冬四分

作一服，水二盏，煎至一盏，去滓，稍热服。恶心不进食
者，加生姜煎。

上方，专补血，故以当归、熟地黄为君；川芎、牛膝、白
芍药为臣，以其祛风续绝定痛而通补血也；甘草、白术大和胃
气，用以为佐；防风升发，生地黄补肾，天门冬治血热，谓血
亡生风燥，故以为使。

羚羊角散　治小儿癍疹后，余毒不解，上攻眼目，生翳羞
明，眵泪俱多，红赤肿闭。

菟羚羊角镑　黄芩　黄芪　草决明　车前子　升麻　防风

① 地黄：嘉靖本、十六种本、东溪本作"生地黄"，当是。

大黄　芒硝各等分

作一服，水一盏，煎半盏，去滓，稍热服。

上方，以羚羊角主明目为君；升麻补足太阴以实内，逐其毒也，黄芪补手太阴以实外，御其邪也为臣；防风升清阳，车前子泻浊阴为佐；草决明疗赤痛泪出，黄芩、大黄、芒硝用以攻其痼热为使。然大黄、芒硝乃大苦寒之药，智者当量其虚实，以为加减。未满二十一日而目疾作者，消毒化癍汤主之。

消毒化癍汤　治小儿癍疹，未满二十一日而目疾作者，余症上同。

羌活五分　藁本二分　细辛一分　黄连三分　黄芩一分　酒芩二分　酒黄柏三分　生地黄二分　麻黄五分　升麻五分　白术一分　苍术二分　生甘草一分　吴茱萸半分　陈皮一分　红花半分　苏木一分　当归三分　连翘三分　防风五分　川芎二分　葛根一分　柴胡二分

作一服，水二盏，煎至一盏，去滓，稍热服①。

上方，功非独能于目，盖专于癍者而置也。今以治癍之剂治目者，以其毒尚炽盛，又傍害于目也。夫癍疹之发，初则膀胱壬水克小肠丙火，羌活、藁本乃治足太阳之药，次则肾经癸水又克心火，细辛主少阴之药，故为君；终则二火炽盛，反制寒水，故用黄连、黄芩、黄柏以疗二火，酒制者，反治也，生地黄益肾②水，故为臣；麻黄、防风、川芎升发阳气、祛诸风邪，葛根、柴胡解利邪毒，升麻散诸郁结，白术、苍术除湿和胃，生甘草大退诸热，故为佐；气不得上下，吴茱萸、陈皮通

---

① 作一服……稍热服：原本无，据嘉靖本、十六种本、东溪本补。
② 肾：嘉靖本作"寒"，据上下文意，当是。

之，血不得流行，苏木、红花顺之，当归愈恶疮，连翘除客热，故为使。此方君臣佐使，逆从反正，用药治法俱备，通造化明药性者能知也。如未见斑疹之前，小儿耳尖冷、呵欠、睡中惊、嚏喷、眼涩，知其必出斑者，急以此药投之。甚者则稀，稀者立已，已后无二出之患。

茯苓燥湿汤①　治小儿易饥而渴，瘦瘠，腹胀下利，作誓誓声，目病生翳，睫闭不开，眵泪如糊，久而脓流，俗谓之疳毒眼。

甘草二分，炙　人参一分　柴胡四分　白术二分　枳壳二分，麸炒　苍术三分　茯苓二分　泽泻一分半　前胡三分　川芎三分半　薄荷叶二分　羌活三分半　独活三分　蔓荆子二分

作一服，水一盏半，煎至七分，去渣，稍热服。

上方，为小儿寒暑饮食不调而酿成此症。夫寒暑饮食不节，皆能伤动脾胃，脾胃，阴阳之会元②也。故清阳下而不升，浊阴上而不降。今以白术、人参先补脾胃为君；柴胡、甘草、枳壳辅上药补脾胃为臣；苍术燥湿，茯苓、泽泻导浊阴下降为佐；然后以羌活、独活、防风、蔓荆子、前胡、川芎、薄荷诸主风药以胜湿，引清阳上升为使。此正治神效之法也。

升麻龙胆草饮子　治小儿疳眼，流脓生翳，湿热为病。

升麻二钱　羌活三钱　麻黄一钱半　炙草　谷精草　蛇蜕各半钱　龙胆草三钱　川郁金半钱　黄芩一钱，炒　青蛤粉三钱

为细末，每服二钱，热茶清浓调服。

上方，君以升麻，足阳明胃足太阴脾也；臣以羌活、麻黄，

---

①　茯苓燥湿汤：施广歌括及十六种本作"茯苓泻湿汤"，当是。
②　会元：汇要。

风能胜湿也；佐以甘草，承和上下，谷精草明目退翳，蛇蜕主小儿惊疳等疾；使以青蛤粉，治疳止利，川郁金破①血，龙胆草疗眼中诸疾，黄芩除上热，目内赤肿，火炒者妙，龙胆草性已苦寒，恐重之，则又过于寒也②。

---

① 破：嘉靖本作"补"。

② 夫癍疹之发……则又过于寒也：原本无，据嘉靖本补。另据卷下目录中有茯苓燥湿汤、升麻龙胆草饮子，当是。

歌　括

淫热反克之病

病因

火生于木反刑肝，淫热由来有四般。

味过禀偏阴不济，邪侵经络御之难。

病证

淫热应从四证知，眵多眊躁涩兼之。

贯睛脉赤便溏秘，轻重攸分药可施。

病治

芍药清肝（散）与利中（丸），病轻酌减所为攻（大黄、芒硝）。

黄连花粉（丸）双膏（春雪膏、黄连膏）散（炉甘散、碧云散），敷点还邀嗒合功。

芍药清肝散

芍药清肝术草芎，二胡羌桔芍荆风。

芩薄栀滑膏知石，淫热硝黄奏伟功。

通气利中丸

通气利中术芷羌，滑石黄芩丑大黄。

淫热反克并不制，便坚丸服最为良。

黄连花粉丸

黄连花粉菊芎芩，黄柏连翘栀薄寻。

淫热反克并不制，脏腑不秘服为谌①。

黄连炉甘石散

黄连甘石散如仙，净石成斤四两连。

临用加冰一两六，能敷赤烂立时痊。

龙脑黄连膏

龙脑黄连膏最灵，黄连八两二钱冰。

贯睛赤脉炙如火。急用簪②头点入频。

嗜鼻碧云散

嗜鼻碧云散最灵，诸般目疾用通神。

二星③鹅儿不食草，青黛一星芎一星。

蕤仁春雪膏

制得蕤仁春雪膏，解除暴热毒俱消。

四钱蕤仁研净粉，五分龙脑蜜和调。

风热不制之病

病因

热能召致外风至，久热风生从内来。

内外总因淫热盛，遂成风热不制灾。

病证

淫热加风证可知，头疼鼻塞泪淋漓。

目皮肿胀巅沉重，眉骨酸疼翳膜垂。

病治

风热羌活胜风汤，若生翳膜辨须详。

---

① 谌（chén 陈）：相信。
② 簪（zān 糌）：古人用来绾定发髻或冠的长针。
③ 星：原指秤杆上的星状刻度记号，此用作度量单位。

手足二阳阴厥少，随经加减治之良。

羌活胜风汤

羌活胜风术芥芎，柴前芷薄独防风。

黄芩枳桔羌甘草，风热能消立奏功。

杏仁龙胆草散

杏仁胆草散归连，滑石赤芍六味添。

泡药沸汤时刻洗，风邪赤痒用之痊。

七情五贼劳役饥饱之病

病因

五贼七情内外生，总伤脾胃脉分明。

饥饱劳役不节制，上戕①眼目政②非轻。

病证

五贼七情饥饱劳，睛珠红赤痛相挠。

睫因无力常垂闭，久视酸疼陷翳牢。

病治

羊肝丸子复生汤，痛甚养荣活血方。

丸散同膏随证用，芩连可服忌硝黄。

柴胡复生汤

复生槁蔓芎苍芍，二活柴芩甘桔薄。

五味茯苓白芷同，七情五贼皆堪却。

黄连羊肝丸

羊肝丸用羖羊肝，薄竹为刀细细剜。

盆内捣糜连末入。眵多赤脉退为安。

---

① 戕（qiāng枪）：伤害。
② 政：惩罚。

当归养荣汤

养荣汤内芷防君，芍地芎归羌活臣。

七味煎来乘热服，睛珠疼痛效如神。

助阳活血汤

助阳活血草芪君，芷蔓归防作辅臣。

脾胃升麻为导使，柴胡引入厥阴经。

决明益阴丸

益阴丸里独羌连，芩柏决明草石研。

五味知母甘草炙，防风归尾蜜为圆①。

加减地黄丸

加减地黄生熟同，当归牛膝与防风。

杏仁枳壳川羌活，炼蜜为丸服建功。

血为邪胜凝而不行之病

病因

气病不行血便壅，内因五味外寒风。

过多五味偏伤胃，邪入太阳手足中。

病证

青豔环眸似物伤，白睛亦豔重相当。

轻唯斑点睛时痛，略似伤风起处详。

病治

消凝丸子行经散，行滞开凝病可除。

目若痛时须更治，养荣汤在莫踌躇。

川芎行经散

行经散有独羌芎，枳桔荆防苓芷同。

---

① 圆：丸。沿袭宋代避讳。

柴薄当归兼炙草，红花点缀蔓荆中。

消凝大丸子

消凝丸子当归滑，甘草栀芩家菊花。

藁本防风羌共术。桔膏荆芥薄翘加。

气为怒伤散而不聚之病

病因

气能常聚目无殃，暴怒摧肝胃亦伤。

神水不禁多散大，遂成灾患失真光。

病证

昏暗如从雾露行，眼前时见黑花生。

渐观一物多成二，久则睛光散不明。

病治

丸中镇坠用磁朱，壮水滋阴肾气纾。

补益夜光须久服，更兼调养病方除。

千金磁朱丸

千金磁朱二两磁，辰砂一两水飞之。

四两神曲生二两，二两水和煮沸时。

滋阴地黄丸

滋阴地黄丸有参，熟生二地草归寻。

地骨天冬柴五味，黄连枳壳与黄芩。

石斛夜光丸

夜光参斛草芩芎，兔菊防连杞味蓉。

枳杏决箱山蒺膝，犀羚二地二门冬。

益阴肾气丸

益阴肾气茯苓归，二地柴胡山药依。

黄肉丹皮泻五味，镇阳壮水奏功巍。

血气不分混而遂结之病

病因

血气周流目自宁，混而遂结长疣形。

足厥手少二阴病，眼睫生疣目弗明。

病证

眼睫疣生如豆形，盏杯碗斗逐时成。

或因气血衰差止，血气盛时长复盈。

病治

疣须砭刺始为良，刺后防风散结汤。

加减引经分部位，先针后药即安康。

防风散结汤

散结汤能攻肉疣，防风芩芍草苍求。

红花苏木归防己，前独羌芩一网收。

热积必溃之病

病因

邪热在中怕久伏，伏而忽起病难逐。

只因邪热积膀胱，致使溃时成漏目。

病证

漏睛之证潸昏蒙，内眦孔生按出脓。

两眼病同伤较重，脓流一目尚轻松。

病治

漏睛竹叶泻经汤，大便随常减大黄。

蜜剂丸中堪解毒，迟延误药病难当。

竹叶泻经汤

竹叶泻经泽泻升，车柴羌草大黄芩。

山栀赤芍兼草决，竹叶芩连服便宁。

蜜剂解毒丸

蜜丸解毒杏仁良，白蜜山栀有大黄。

润燥除烦邪尽去，积虽重叠服而康。

阳衰不能抗阴之病

病因

阳弱无能配旺阴，只缘脾胃受伤深。

饱饥劳役七情过，致陷清阳目病侵。

病证

清阳下陷目疾成，雀盲夜视不能明。

月色火光难助见，只因阴重蔽双睛。

病治

昼视清明夜视茫，雀盲为病治须详。

夜灵散里三般药，镇肾升阳病即康。

决明夜灵散

夜灵石决夜灵砂，虽用猪肝羊亦夸。

竹片披开藏药末，米泔煮食雀盲嘉。

阴弱不能配阳之病

病因

阴弱何能配旺阳，虚阳脏腑弱阴详。

木强火盛肾经捐①，内障生时神耗光。

病证

黑花常见空中生，神水初成淡绿睛。

---

① 捐：损伤。

渐睹一形成二物，眼光纯白看难明。

病治

冲和养胃与磁朱，益气聪明石斛俱。

有热黄连汤可服，更施刺法障全无。

冲和养胃汤

冲和养胃草柴姜，升味参苓归更良。

芍药羌芪炒白术，防风干葛急相将。

益气聪明汤

益气聪明参有功，黄芪甘芍葛根同。

升麻黄柏蔓荆子，明目兼能治耳聋。

东垣泻热黄连汤

泻热黄连生地黄，升麻龙胆草为良。

柴芩酒炒黄连洗，淫热能除内障康。

心火乘金水衰反制之病

病因

久郁不舒色欲伤，或缘火盛过寒凉。

总因邪火乘金位，肾水衰微火反强。

病证

黑睛白色白睛青，红色环轮若带形。

视物昏昏光甚暗，睛珠凹凸潸羞明。

病治

积热还阴救苦汤，羊肝丸子决明方。

若无热病蝉花散，活血磁朱服最良。

还阴救苦汤

还阴救苦地三黄，甘桔知翘柴胆防。

归尾红花芎细入，羌升藁本术名苍。

菊花决明散

菊花决明分二决，水衰反制真奇绝。

羌防蔓菊炙甘芎，木贼苓膏疗邪热。

神验锦鸠丸

神验锦鸠苓细辛，羌防菊桂蒺连真。

蕤仁草决羊肝入，牡蛎班鸠瞿蔓匀。

万应蝉花散

蝉花散内蛇蝉设，归芍芎甘芩石决。

羌活防风苍术增，可祛奇经上焦热。

内急外弛之病

病因

紧缩为阳宽纵阴，总伤太阳肝肺心。

火强内盛睑里病，火盛克金外睑侵。

病证

内急外弛倒睫毛，损睛生翳痛相挠。

羞明怕日兼沙涩，痒烂临风眵似醪①。

病治

拳毛倒睫用针砭，黄芪防风饮可兼。

嗡鼻碧云散最效，益阴丸子蔓荆添。

黄芪防风饮子

黄芪防风饮蔓荆，芪葛辛防更有芩。

拳毛倒刺虽宜服，赤烂羞明服倍灵。

无比蔓荆子汤

无比蔓荆芪草参，柴连归细葛防荆。

---

① 醪（láo 劳）：汁渣混合的酒，又称浊酒，也称醪糟。

虚须用补邪当散，开窍通阳却利贞。

奇经客邪之病

病因

阴阳二跷号奇经，二脉邪干目病生。
两眦太阳分手足，病从内眦渐侵睛。

病证

攀睛眦内赤如丝，赤缕根瘀黄赤脂。
横蚀黑睛神水耗，奇经邪客病须知。

病治

拨云退翳与蝉花，救苦还阴栀子加。
磨障复明汤泡散，重须砭刺更为嘉。

拨云退翳丸

拨云退翳蔓归芎，甘草蒙荆薄贼同。
地骨楮连并白蒺，蛇蝉花粉菊椒丛。

栀子胜奇散

栀子胜奇蝉退居，羌防荆蒺谷精宜。
菊芎草决甘蒙木，栀蔓黄芩茶下之。

磨障灵光膏

磨障灵光膏粉丹，冰连乳麝煅炉甘。
硇砂①雀粪鸟鱼骨，和血须归细细参。

消翳复明膏

消翳杏连胆草蕤，青盐木贼蜜沙随。
螵蛸诃子丹和合，养血驱邪瞬息为。

---

① 硇砂：即"硇砂"。

为物所伤之病

病因

人之百病由风生，能害身形亦损睛。

感召风邪因有隙，遂成目患实非轻。

病证

伤处从来易招风，因从空隙入头中。

伤随经络眼成患，现证呈形双目蒙。

病治

除风益损总其方，加减随经服便良。

丸用地黄因有热，除风养血日还光。

除风益损汤

除风益损藁前风，白芍当归熟地芎。

物损目兮兼失血，此汤服已奏奇功。

伤寒愈后之病

病因

病后余邪目患乘，清阳之气不能升。

浊阴上逆出空窍，日数须分经络应。

病证

伤寒愈后病当知，隐涩羞明翳亦随。

赤胀更兼头脑痛，余邪致病不须疑。

病治

补阳汤共胜风汤，丸用地黄散碧良。

最忌硝黄寒苦剂，若还误用目随伤。

人参补胃汤

人参补胃术参苓，甘草黄芪归取身。

芍泻柴防羌独活，邪侵空窍复元真。

强阳搏实阴之病

病因

阴秘阳平病不生，此强彼实便相争。

祸潜①手足二经内，谁负谁赢总害睛。

病证

羞涩时兼眊瞯来，总饶能睹亦迟回。

双瞳渐小如虫蚀，蚀在周遭更不开。

病治

酒连散用抑阳强，救苦汤方药亦良。

嗜鼻碧云功甚效，误加扶助反招殃。

抑阳酒连散

抑阳生地酒连芩，羌独栀防芷草寻。

知柏蔓荆防己石，抑阳渐次可扶阴。

亡血过多之病

病因

目得血养睛始融，男因衄血或圊②红。

妇人产后兼崩漏，亡血多时损目瞳。

病证

血亡目病细相看，疼苦羞明隐涩酸。

眼睫力无常喜闭，眉棱酸痛视难□③。

---

① 潜（jìn 进）：疑为"潜"之形近而误，即"潜"。潜义一为水名，一为水貌，在此文理不通。

② 圊（qīng 清）：茅厕。此用如动词，大便。

③ □：此缺一字。

病治

补血除风益损汤，地黄丸子养荣方。

妇人产漏阿胶倍，热入黄芩呕入姜。

芎归补血汤

芎归补血芍天冬，二地甘防白术从。

牛膝同煎疗失血，恶心加味借姜功。

痈疹余毒之病

病因

痈疹愈时防患生，邪侵虚气害双睛。

病同风热还稍异，余毒留中尚未清。

病证

余毒攻眸势最横，赤红肿闭并羞明。

睛中生翳多眵泪，失治堪忧目渐盲。

病治

羚羊角散治余毒，便软硝黄即可除。

消毒通宜化瘢剂，随时加减效无如。

羚羊角散

羚羊角散用芪芩，加减硝黄草决临。

更有车防司表里，余邪痈疹自无侵。

消毒化瘢汤

消毒化瘢羌藁升，归萸二术地柴寻。

苏红辛橘麻甘葛，翘柏连防与芍芩。

深疳为害之病

病因

婴童调护要安良，保育稍偏内外伤。

木盛土衰疳病作，双睛被害目无光。

病证

疳毒来攻翳目珠，眵多睫倦泪如糊①。

久流脓水犹能治，再失调和目即枯。

病治

疳目茯苓泻湿汤，升麻龙胆饮为良。

小儿疳病皆能治，加减还须按证详。

茯苓泻湿汤

茯苓泻湿术芎平，二活柴前防蔓荆。

苍泽草荷参枳壳，小儿疳眼服清明。

升麻龙胆草饮子

升麻胆草郁金芩，炙草羌麻精草寻。

疳眼流脓兼有翳，蛇皮蛤粉合须斟。

歌括终

---

① 糊：稠粥。

跋

家孟①述堂先生，倡明敕山眼科之学。聿②尊《原机启微》为正宗，而又著为笺疏，发挥其意。犹子③广亦制全书歌括附其后。将付剞劂④而以示世琦。世琦叹曰：述堂父子于敕山亦可谓之勤矣。夫《原机启微》一书，予所熟习也，今并笺疏读之，恍如箫管之由风引，峰峦之逢雨濯⑤，益以觉其黛色可餐而清音欲绝也。尝考眼科一事，《难经》《素问》有说而无方，《局剂》《千金》有方而无说。若乃准今酌古，方说俱良，实自敕山老人《原机启微》始。于是推为正宗，盖亦人心之大公，而非述堂一己之私也。敕山，盖列仙之儒托轩岐以积功累行者耶。观其"爵禄为泽物之资"一语，可概立心矣。嗟乎！世之爵禄者安得尽人此语也。潜溪墓序弗及敕山门弟子，岂寻常之材不足以受同，而敕山之同遂亦终无所授。此书之在当时有不行，非以门人弗图其传也。隋末文中子⑥著述极多，唐初王魏房杜李药师⑦辈皆其弟子。文中子殁，其书亦不行。君子以为门人弗图其传也，敕山异于是。敕山与丹溪同时，《丹溪心法》

---

① 家孟：家中大哥。

② 聿（yù 玉）：句首助词，无义。

③ 犹子：侄子。

④ 剞劂（jījué 机觉）：雕板印书。

⑤ 濯（zhúo 卓）：洒。

⑥ 文中子：隋唐之际著名的教育家、思想家王通（580—617），字仲淹，号文中子，弟子多达千余人。

⑦ 王魏房杜李药师：王指王珪，魏指魏征，房指房玄龄，杜指杜如晦，李药师指李靖。

至今田夫野老往往能言之。而《原机启微》则仅仅一值立斋院判①取刻于百年之后，又三百年而始得吾述堂家孟，掇拾其残篇断简，汲汲为之笺疏剞劂，以图其传也。古人之于著述，固有幸不幸欤。述堂语世琦，此书笺疏，吾为素不谈医而乍读论条者设，君其句读之，不更易于省览乎？世琦承命，遂沘不律②，点其句读，圈其段落③已，复谬于肯綮处僭④加密圈⑤，切要处僭加密点，并请于述堂，蒙首肯焉。小阮⑥歌括，既例之以七言，毋庸捉句⑦云。

　　　　　　　　　　　丁丑长夏弟世琦⑧识

---

①　立斋院判：即薛己，号立斋，曾任南京太医院院判。
②　沘（cǐ 此）不律：以笔醮墨。沘，渍。不律，笔。《尔雅·释器》："不律谓之笔。"
③　段落：据上下文意，疑为"段落"之误，"叚"与"段"形近而误。
④　僭：超越本分。
⑤　密圈：即着重号，后文的"密点"也同理。
⑥　小阮：本指晋代阮咸，因与叔父阮籍都是"竹林七贤"之一，故世称咸为小阮。后借称侄儿。
⑦　捉句：即断句，句读。
⑧　世琦：清代乾隆年间的御医，施世德的弟弟。

校注后记

一、版本考探

1.《眼科正宗原机启微》版本情况

据《全国中医图书联合目录》载：《原机启微》二卷，附录一卷。元·倪维德撰，明·薛己校补。

①明嘉靖十一年壬辰（1532）刻本，首都图书馆、黑龙江省图书馆、浙江大学医学院图书馆藏；

②明赣县王道刻本，北京大学图书馆藏；

③清乾隆二十二年丁丑（1757）施氏明德堂刻本，中国国家图书馆、上海中医药大学图书馆藏；

④清刻本，北京中医药大学图书馆、山东省图书馆、山西图书馆、陕西中医学院图书馆、上海图书馆、安徽省图书馆、浙江省图书馆、浙江中医药研究所图书馆、华西医科大学图书馆藏；

⑤见薛氏医案。另外还有日本刻本、抄本、1921年大成书局石印本等。

根据上述线索，经过充分调研与实际查阅资料，确定本次校勘底本与校本。

底本情况：《眼科正宗原机启微》正是《原机启微》乾隆二十二年丁丑（1757）施氏明德堂刻本，藏于中国国家图书馆、上海中医药大学图书馆。中国国家图书馆馆藏的施氏明德堂刻本，一函四册，函面无书名，仅有空白的黄纸标签。函内贴有红丝栏黄纸，以行书书写有"原板眼科正宗，此书乃元朝倪维德先生所著，由是眼科始有专书论述，称其为眼科之祖。乾隆施氏家藏精刻，为医书中不多见之好板书。"第一册扉页书有"京师崇文门内东四牌楼北二十一条胡同东口内明德堂施氏藏板"，接下有大写的"眼科正宗"。上海中医药大学图书馆馆藏一函二册。上册：施世德序、嘉靖壬辰王庭序、洪武三年倪维德序、故倪府君墓碣铭（洪武十年宋濂撰）、歌括（施广编次），卷上目录，卷上正文（每篇后均有"施按"）。下册：卷下目录，卷下正文，书末施世琦的跋。中国国家图书馆馆藏，一函四册。第一、二册：施世德序、嘉靖壬辰王庭序、洪武三年倪维德序、故倪府君墓碣铭（洪武十年宋濂撰）、卷上目录、卷上正文（每篇后均有"施按"）、施世琦的跋。第三册：卷下目录、卷下正文。第四册：歌括（施广编次）。经仔细比较勘对，中国国家图书馆馆藏与上海中医药大学图书馆馆藏施氏明德堂刻本，是同一个版本，只是所分册数不一，顺序稍异。但中国国家图书馆藏版将跋放在篇中，上海中医药大学图书馆藏版将歌括放在篇首，均有缺憾，故作调整。两图书馆藏版均文字清晰、版面完整、保存良好，只因上海中医药大学图书馆馆藏便利，故选为本次校勘的底本。

校本情况：依据版本年代的先后、版本的质量以及实际调研查阅的情况，最终选择首都图书馆藏的《原机启微》明嘉靖二十一年壬寅（1542）刻本，上海图书馆馆藏的《原机启微》清刻本，上海中医药大学图书馆馆藏的《薛氏医案》十六种本，即《原机启微》明崇祯元年戊辰（1628）三径草堂朱明刻本。

2. 底本与校本的比较

施本、嘉靖本、东溪本、十六种本之间共计有 127 处异文（字、词、句子、段落、篇章），其中施本与嘉靖本异文 64 处，与十六种本异文 72 处，与东溪本异文 93 处。相较而言，施本确为精刻本，较少明显错误，而嘉靖本、十六种本、东溪本相对较多。如"嘉靖壬辰王庭序"中"此书之传绝且百余年"，施本为"年"而嘉靖本、十六种本、东溪本均为"季"，显然以"年"为是。再如"血为邪胜凝而不行之病"中"二经皆多血少气，血病不行，血多易凝"，施本为"皆多血少气"，而十六种本为"多皆血少气"，明显十六种本错。而东溪本则错误更多，"血为邪胜凝而不行之病"中，施本为"志此，无所不愈也；不志此，无所愈也。"而东溪本为"志此，无所不愈也；不志此，无所不愈也。""志此""不志此"都是"无所不愈"，显然东溪本错。由此可见施本确实经过施世德、施广、施世琦一家父子兄弟精心校勘整理而成为《原机启微》的精刻本。

二、施世德的生平籍贯考

据《四库全书·子部·医家类》载"御纂医宗金鉴首卷，纂修官……太医院御医加三级纪录三次臣施世德"，可知施世德是清代乾隆年间的御医，做过《医宗金鉴》的纂修官。而从中国国家图书馆馆藏的施氏明德堂刻本第一册扉页，可知施世德的明德堂在乾隆年间位于北京的崇文门内东四牌楼北二十一条胡同东口内，显然位置重要，表明施世德的地位显赫。同时从施世德的序言题于"蓟东别业之明德堂"，可见施世德家中富有，在京师近郊还另建有"别墅"，也冠以"明德堂"。两个"明德堂"所处的位置均可证明施世德在御医中也属于地位高家庭富有者。

据江苏省地方志编纂委员会办公室于 1993 年出版的《江苏省通志稿·选举志》载"施世德，崇明人，辛丑（1721）岁贡"，表明施世德籍贯是江苏崇明县（现属上海）人，康熙六十年（1721）的贡生，推论此时当为20岁左右，也即出生于康熙四十年左右。据《四库全书·史部·诏令奏议类》载一则医案："医士臣沈宏寀、施世德同与臣诊脉看目，金云心肾不足，血虚火盛，以致迎风流泪，白翳遮睛，左目重，右目轻。仍用寻骨风药酒，日饮二次，兼服滋肾养肝退翳汤、疏经应痛丸并点光明膏。不半月之间，精神舒畅，身体强健。今右目云翳已经全退，视物分明。左目亦退十之六七，不过稍觉羞明。仰赖皇仁，不待月余必获全痊……雍正七年五月十二日原任安西总兵官臣潘之善谨奏。"再据《四库全书》记载雍正十年（1733）五月二十日张廷玉奏"议太医院吏目施世德医治简亲王目疾全愈，请准加一级"，可知施世德在雍正七年（1730）作太医院医士，治愈过原安西总兵潘之善的白翳遮睛眼疾。而在雍正十年（1733）作太医院吏目（从九品），擅长眼科，治愈简亲王的眼疾而被张廷玉提议嘉奖一级。此时施世德正值壮年三十多岁，应与其在太医院的地位相应的。据常越男所著的《清代考课制度研究》载："其中太医院是一个特例，乾隆三十年，太医院二等医官有38人，包括御医施世德等15人、吏目刘芳远等23人。到了乾隆三十三年（1768），却只有御医施世德一人列入二等，其他全部列入三等。"也就是说乾隆三十三年（1768）施世德依然健在，而且唯有他一人列入二等御医，可见其医术之精，地位之高，与其两处明德堂之家是相符的。此时他当在古稀之年七十岁左右。

综上所述，施世德祖籍崇明县（现属上海），约出生于康熙四十年（1701）左右。三十岁左右即作为雍正时太医院的医士及吏目，擅长眼科。乾隆三十三年（1768）健在，作为唯一的二等御医，当七十岁左右。其卒年不详。

三、《眼科正宗原机启微》的学术成就考

《眼科正宗原机启微》对眼科理论研究之广博与精深是少有的，理论与临床结合之紧密，亦不愧为典范。这已不仅是倪维德的学术观点，还有清代施世德发挥的按语、施广编撰的歌括，均对中医眼科的指导有积极的作用。其成就和要点可总结为如下四方面：

1. 眼科"十八病"为眼病辨证之纲领

《眼科正宗原机启微》上卷中，原著者倪维德一反唐宋以来多以眼科局部病症分类而使眼病陷于孤立的方法，而将眼病与人体脏腑功能及外界环境结合起来，根据眼病的内在规律，从多方面探求其本质，形成了眼病的综合辨证思想：既立足整体分析病机，可避免一叶障目之误；又注重局部详察症状，而体现个体情况之别。从六淫、阴阳、气血、经络、七情劳役、外伤等论述眼病病因病机为纲，将传统的眼科杂症概括为"十八病"。从六淫者，如"淫热反克之病""风热之制之病"；从阴阳者，如阳衰不能抗阴，阴弱不能配阳；从气血者，如"气为怒伤散而不聚之病""血为邪胜凝而不行之病"；从经络者，如"奇经客邪之病""内急外弛之病"；从七情劳役者，如"七情五贼劳役饥饱之病"；从外伤者，如"为物所伤之病"。提纲挈领，避免繁杂，又兼顾整体病机和局部病症，全面详细阐述眼科诊疗理论，不愧为中医眼科的宗法典籍。如"淫热反克之病"，倪氏先责四病因："膏粱之变""气血俱盛""亢阳上炎""邪入经络"，继演病机为炎上之火热。又据五行生克乘侮分析淫热致目病之病理；再列眵多、眊矂、紧涩、赤脉贯睛之症，指出有脏腑秘结则重，治以芍药清肝散主之，通气利中丸主之，无脏腑秘结则轻，治以减大黄、芒硝，芍药清肝散主之，黄连

天花粉丸主之；终列种种变生之病及应对治法。从病因病机、理法方药等方面，将“淫热反克之病”阐析得清楚明白。

2. 施氏按语发挥倪氏理论精华

在倪氏眼科“十八病”后附的施世德的按语发挥，既明确指出每病的病因病机，又提示种种变生之病，还根据自己临证经验，详细诠释倪氏眼科“十八病”中的种种名词术语。如“淫热反克之病”下，对“生者”“克者”“化”“反克者”“淫”等都一一注释，接着详细分析病因病机，阐析病症及用药之理，结合自己的临证经验，发挥其精华。施氏十八段按语发挥共计6238字，而倪氏眼科“十八病”理论也才8817字，字数几乎相当，因此施氏按语可谓倪氏理论之羽翼。然也有缺憾，最后三病仅按寥寥数语，简言病因病机，似有虎头蛇尾之嫌，美中不足。

3. 施广歌括助益倪氏理论之普及

施广编纂的100首歌括，是以倪氏眼科“十八病”为纲，再按病因、病证、病治、方药展开。以七言绝句为形式，虽不尽然合辙押韵，但读起来也朗朗上口，便于记忆，为倪氏理论的普及学习做出了一定贡献。如“淫热反克之病”，病因“火生于木反刑肝，淫热由来有四般。味过禀偏阴不济，邪侵经络御之难”，四种病因均概括；病证“淫热应从四证知，眵多眊矂涩兼之。贯睛脉赤便溏秘，轻重攸分药可施”，四证也点到；病治“芍药清肝（散）与利中（丸），病轻酌减所为攻（大黄、芒硝）。黄连花粉（丸）双膏（春雪膏、黄连膏）散（炉甘散、碧云散），敷点还邀嗃合功”，所用方药均包括。还将方歌都列出，如“芍药清肝散”的方歌“芍药清肝术草芎，二胡羌桔芍荆风。芩薄栀滑膏知石，淫热硝黄奏伟功”，此方歌当为施广首创，现代依然在传诵。可见施广歌括不仅助益倪氏理论的普及，对方剂学的贡献也功不可没。

4. 倪氏"制方之宜"为眼病治疗之准绳

《眼科正宗原机启微》下卷是倪维德论眼病制方之宜，详述君臣佐使为置方之源，逆从反正为治病之法，载眼科专方46首。其中内治39方，外治7方，并视病情配合以外洗、嗜鼻、点药及刀针刺割等手术疗法。对每方的组成、配伍特点、主治、禁忌等都作了详细的说明，并从中医药基础理论上进行深入分析。虽然外治方剂仅7首，但药物配伍严谨，主治明确，用法详细，选料配制尤为精当。如以"蕤仁春雪膏""治红赤羞明，眊矂，痒痛，沙涩"病症，药方"蕤仁四钱，去油　龙脑五分"，制方"先以蕤仁研细，入龙脑和匀，用生好真蜜一钱二分，再研调匀"，治疗"每用箸头点内眦、锐眦"。再从方剂理论去深入分析"上方以龙脑除热毒为君，生蜜解毒和百药为臣，蕤仁去暴热，治目痛为使。此药与黄连炉甘石散、龙脑黄连膏子并用。"由此可见，倪氏的制方之宜，确实为中医眼病治疗之准绳。

总书目

I

本　草

VI